충남대학교 병원

필기시험 (간호학)

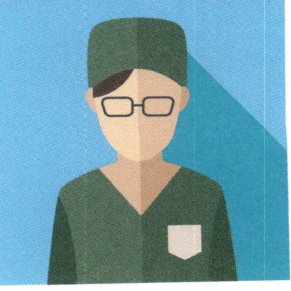
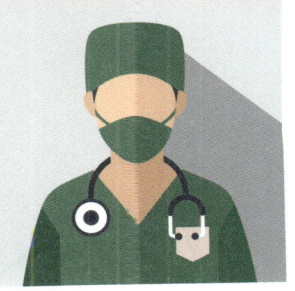
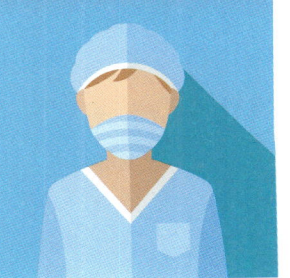
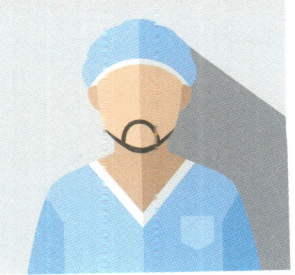

충남대학교병원
필기시험(간호학)

개정3판 발행	2024년 7월 1일
개정4판 발행	2025년 12월 19일

편 저 자	간호시험연구소
발 행 처	㈜서원각
등록번호	1999-1A-107호
주　　소	경기도 고양시 일산서구 덕산로 88-45(가좌동)
교재주문	031-923-2051
팩　　스	031-923-3815
교재문의	카카오톡 플러스 친구[서원각]
홈페이지	goseowon.com

▷ 이 책은 저작권법에 따라 보호받는 저작물로 무단 전재, 복제, 전송 행위를 금지합니다.
▷ 내용의 전부 또는 일부를 사용하려면 저작권자와 (주)서원각의 서면 동의를 반드시 받아야 합니다.
▷ ISBN과 가격은 표지 뒷면에 있습니다.
▷ 파본은 구입하신 곳에서 교환해드립니다.

o 책 의 머 리 말

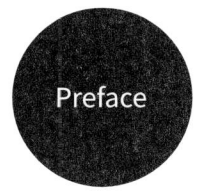
Preface

들어가며,

충남대학교병원은 1972년 중부권 최초의 교육병원으로 출발하여 비약적인 발전을 거듭해 왔으며, 시시각각 변화하는 의료환경에 적응하기 위하여 우수한 의료진과 첨단 의료 장비를 갖추고 사랑과 정성으로 환자 진료에 힘쓰며 변화와 개혁을 추구해 왔다.

최상의 환자 중심 진료를 제공하는 충남대학교병원의 의료역량과 의료서비스의 전문성은 대내외적인 여러 평가 지표를 통해 입증되고 있으며, 지역의료를 넘어 세계의료의 역사를 쓰는 병원으로 성장하고 있다. 충남대학교병원(대전) 본원에서의 축적된 역량과 성과를 기반으로 세종특별자치시 최초의 대학병원인 세종충남대학교병원 분원을 개원하여 새로운 도약을 시작하였다.

충남대학교 병원 필기시험은 간호학(성인간호학, 모성·여성간호학, 아동간호학, 정신간호학, 지역사회 간호학, 간호관리학) 객관식 5지 선다형으로 50문제가 출제되며 시험시간은 50분이다. 100점 만점 중 60점 미만은 불합격 처리된다. 따라서 본서는 기출유형에 맞춰서 문항을 구성하고 실전처럼 학습할 수 있도록 OMR 답안지를 수록하여 필기시험에 효과적으로 대비할 수 있도록 하였다.

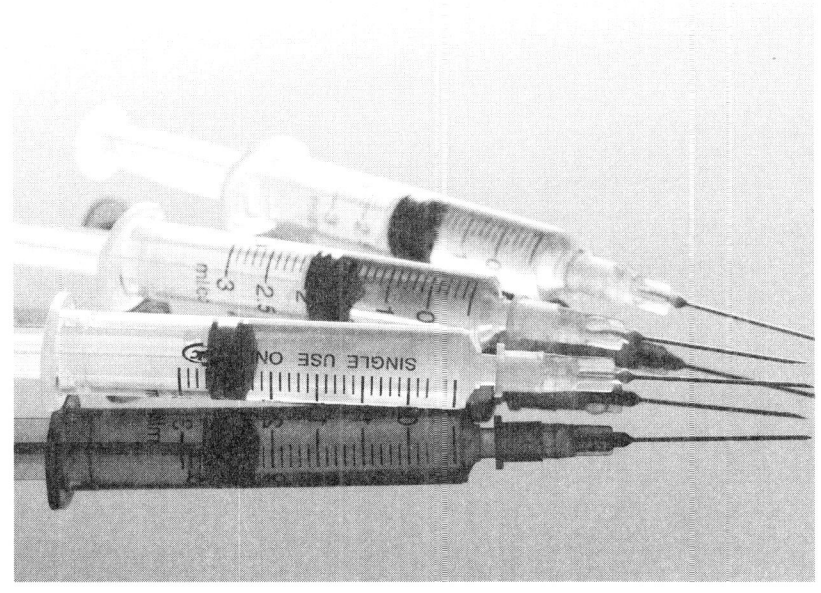

합격을 향해 고군분투하는 학습자 분들에게 힘이 되는 교재가 되기를 바라며 서원각이 진심으로 응원합니다.

Structure

병원소개 및 면접준비 + 실력평가 모의고사 5회분 + 자세한 해설 및 답안지

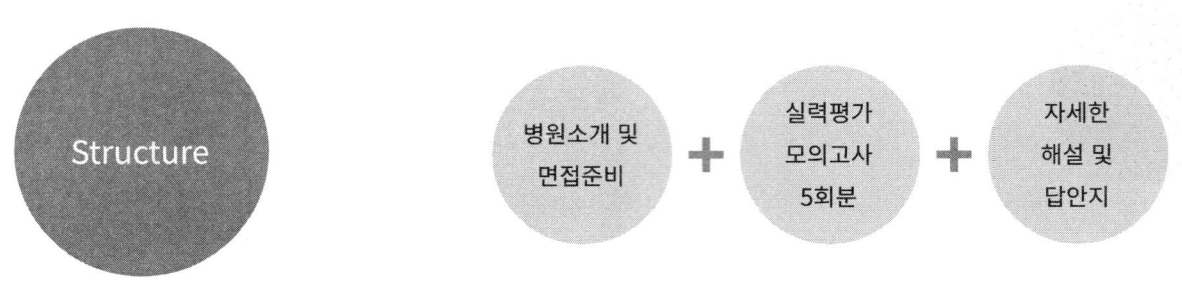

병원 정보를 상세하게 확인하세요!

간호사 직무설명을 한눈에 확인하세요!

면접 기출유형을 한눈에 확인하세요!

과목별 기출유형 문제로 구성된 모의고사로 학습하세요!

한 회차의 정답을 한눈에 확인하세요!

실전 연습을 위한 답안지를 확인하세요!

회독 횟수와 오답수를 체크하세요!

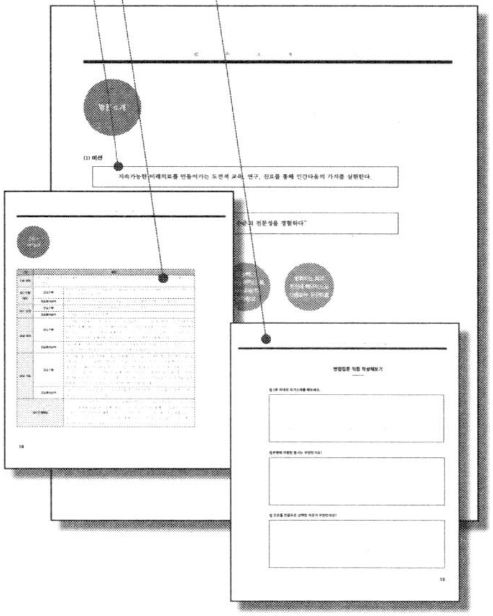

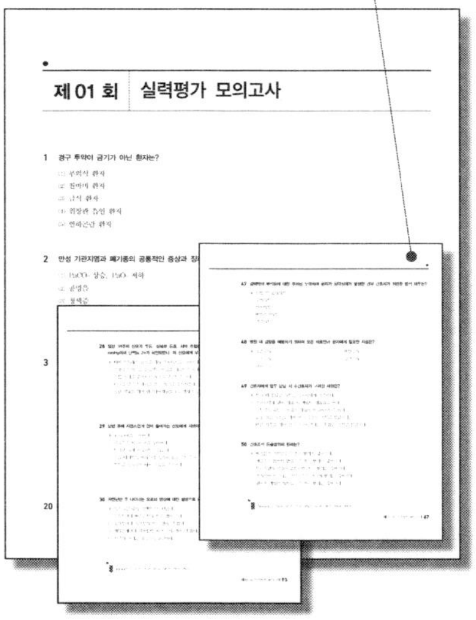

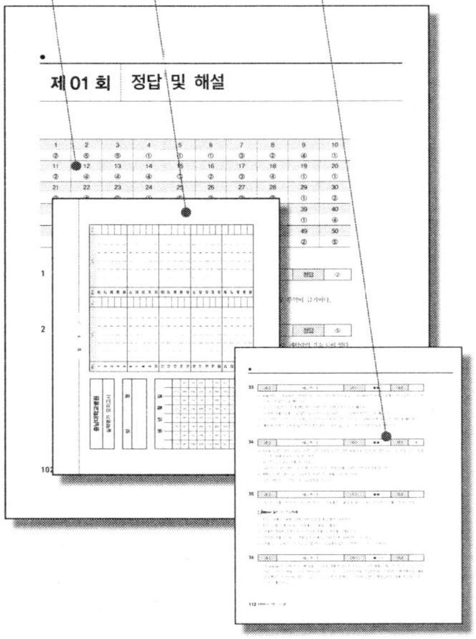

충남대학교병원 정보 및 면접질문

충남대학교병원의 전반적인 정보와 간단한 면접 기출문제를 확인하면서 면접까지 함께 대비할 수 있습니다.

실력평가를 위한 5회분 모의고사

충남대학교병원의 출제유형에 따라 구성한 5회분 모의고사입니다. 시간과 배점을 고려하여 실전처럼 풀어보세요.

해설 및 OMR 답안지

문항별 상세한 해설로 오답과 정답에 따른 근거를 확인할 수 있습니다. 수록된 OMR 카드로 실전처럼 연습해 보세요.

이 책 의 차 례

Contents

CHAPTER 01

실력평가 모의고사

제01회 실력평가 모의고사 ---- 020

제02회 실력평가 모의고사 --- 036

제03회 실력평가 모의고사 --- 052

제04회 실력평가 모의고사 --- 068

제05회 실력평가 모의고사 --- 084

CHAPTER 02

정답 및 해설

제01회 정답 및 해설 ------ 102

제02회 정답 및 해설 ------ 118

제03회 정답 및 해설 ------ 136

제04회 정답 및 해설 ------ 152

제05회 정답 및 해설 ------ 166

OMR 제공

모의고사를 풀어본 후에 수록된 OMR 답안지에 작성해보세요. 시간에 유의하여 실제 시험처럼 준비해 보세요!

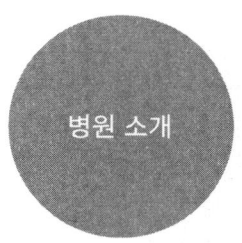

병원 소개

(1) 미션

> 지속가능한 미래의료를 만들어가는 도전적 교육, 연구, 진료를 통해 인간다움의 가치를 실현한다.

(2) 슬로건

> "따뜻한 진료, 최고 수준의 전문성을 경험하다"

(3) 비전

- 전인적 실력을 갖춘 보건의료인력의 양성
- 환자를 중심으로 하는 미래지향적 혁신연구
- 포괄적인 접근을 바탕으로 하는 최상의 환자진료
- 변화하는 의료환경에 적극적으로 대응하는 공공의료

(4) 핵심가치

- **자율** 자율적으로 행동하는 CNUH
- **공감** 타인에게 공감하는 CNUH
- **협력** 공동의 목표를 위해서 협력하는 CNUH
- **공존** 함께하는 최적의 환경을 생각하는 CNUH

(5) 인재상

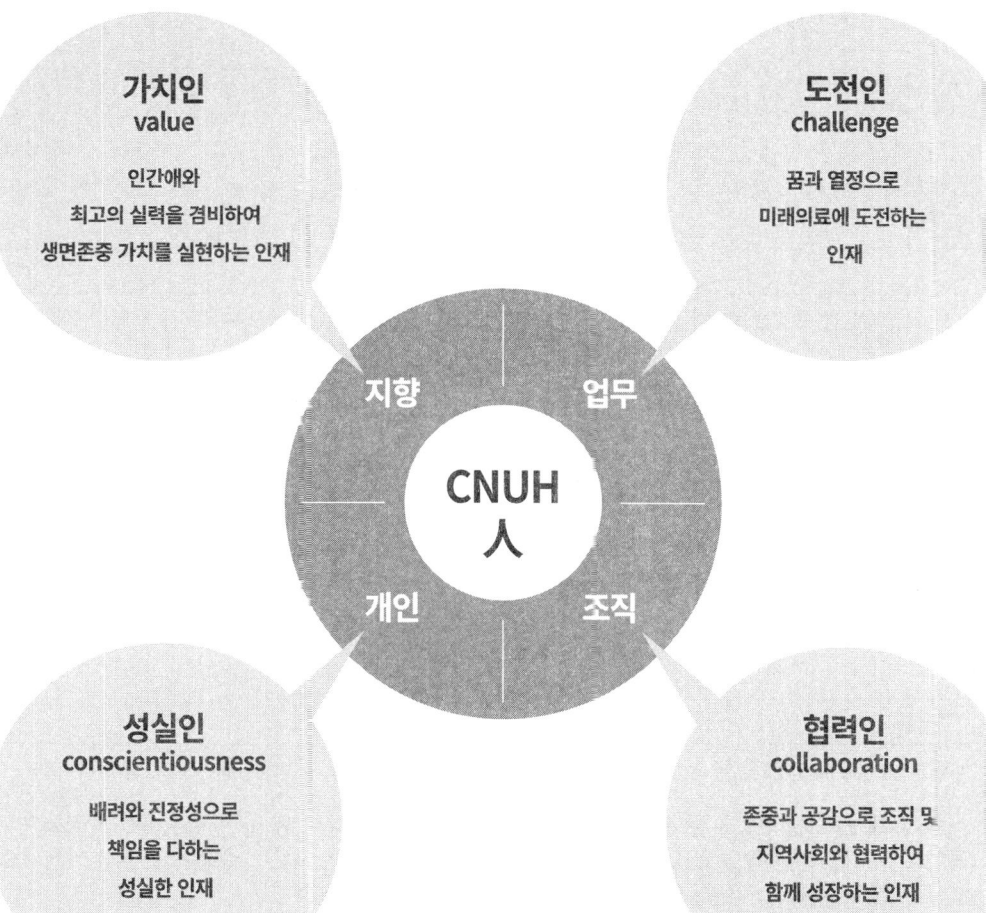

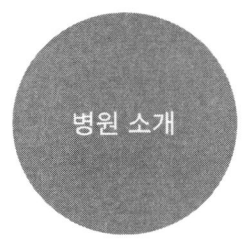

(6) **환자의 권리 및 의무**

진료받을 권리
환자는 자신의 건강보호와 증진을 위하여 적절한 보건의료서비스를 받을 권리를 갖고 성별·나이·종교·신분 및 경제적 사정 등을 이유로 건강에 관한 권리를 침해받지 아니하며, 의료인은 정당한 사유 없이 진료를 거부하지 못한다.

알 권리 및 자기결정권
환자는 담당의사, 간호사 등으로부터 질병상태, 치료방법, 의학적 연구대상여부, 장기이식여부, 부작용 등 예상결과 및 진료비용에 관하여 충분한 설명을 듣고 자세히 물어볼 수 있으며, 이에 관한 동의여부를 결정할 권리를 갖는다.

비밀을 보호받을 권리
환자는 진료와 관련된 신체상·건강상의 비밀과 사생활의 비밀을 침해받지 아니하며, 의료인과 의료기관은 환자의 동의를 받거나 범죄 수사 등 법률에서 정한 경우 외에는 비밀을 누설·발표하지 못한다.

상담·조정을 신청할 권리
환자는 의료서비스 관련 분쟁이 발생한 경우, 한국의료분쟁조정중재원 등에 상담 및 조정 신청을 할 수 있다.

안전한 의료환경에서 의료서비스를 제공 받을 권리
환자는 진료정보가 보호되고 환자안전이 유지되는 의료기관에서 의료서비스를 제공받을 권리를 갖는다.

의료인에 대한 신뢰·존중 의무
환자는 자신의 건강 관련 정보를 의료인에게 정확히 알리고, 의료인의 치료계획을 신뢰하고 존중하여야 한다.

부정한 방법으로 진료를 받지 않을 의무
환자는 진료 전에 본인의 신분을 밝혀야 하고, 다른 사람의 명의로 진료를 받는 등 거짓이나 부정한 방법으로 진료를 받지 아니한다.

병원 내 관련 규정 준수 의무
환자는 병원 내 규정을 준수하고 직원과 다른 환자를 존중하여야 하며, 병원과 체결된 재정적 의무에 책임을 져야 한다.

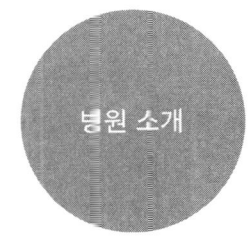

(7) 병원 윤리강령

① 병원은 의료가 제일의 임무임을 인식하고 모든 환자에게 최선의 진료를 제공한다.

② 병원은 항시 구급진료태세를 완비하고 사랑과 정성으로 환자를 보호한다.

③ 병원은 직원의 인화와 협동적 노력으로 친절하고 윤리적인 진료분위기를 조성한다.

④ 병원은 부단한 연구와 교육훈련으로 진료 발전에 기여하고 환자의 신뢰를 높인다.

⑤ 병원은 진료환경을 청결히 유지하고 감염 및 화재예방 등 안전관리에 주의, 의무를 다한다.

⑥ 병원은 관계법규를 준수하고 모든 거래행위를 공정무사하게 처리한다.

⑦ 병원은 환자 진료의 비밀을 지키고 환자의 신앙적 관습을 존중한다.

⑧ 병원은 유관기관 및 단체와 상호협력하고 지역사회주민의 보건증진에 노력한다.

⑨ 병원은 도의적이며 적정한 홍보활동을 하고 타 병원을 비방하거나 환자 유인행위를 하지 않는다.

⑩ 병원은 환자관리, 시설장비 및 진료활동 면에서 과학적이고 표준을 유지 향상시킨다.

직 무 설 명

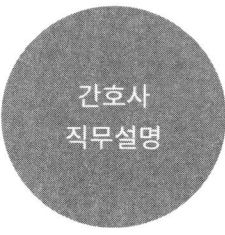
간호사 직무설명

구분		내용
주요 사업		지역주민의 건강을 책임지는 다양한 공공의료사업 및 전문적인 의료서비스를 제공하기 위해 진료, 교육, 연구 등 다양한 의료 관련 사업 수행
직무수행 내용	간호수행	환자의 건강 회복 및 증진을 위해 의사의 처방이나 규정된 간호 기술에 따라 전문적인 의료 서비스 및 건강관리와 관련된 제반 업무
	간호행정관리	원활한 간호 업무 수행을 위해 요구되는 행정, 물품, 시설 및 환경 관리와 관련된 제반 업무
능력 단위	간호수행	의료·진료 준비 및 지원, 환자관리, 환자 교육 및 상담, 특수검사
	간호행정관리	간호행정, 물품관리, 시설 및 환경관리
필요 지식	간호수행	의사 처방이나 규정된 간호기술에 따른 치료 지식, 약품의 종류 및 특성, 의료장비별 특성 및 사용법, 질환별 환자에 대한 매뉴얼, 응급상황 대처 관련 지식, 보건의약관계 법규, 간호 사정 종류 및 방법에 대한 기초 지식, 수술 및 시술종류와 방법에 대한 기초지식, 성인 간호학, 모성간호학, 아동간호학, 정신 간호학, 기본 간호학, 의학용어에 대한 기초지식, 입·퇴원 전과 전동 및 기타 절차에 대한 지식 등
	간호행정관리	처방전에 대한 전반적인 이해, 의료장비별 특성 및 사용법, 환자 간호업무 우선순위, 약품의 종류 및 특성과 주의사항, 의학용어 관련 영어, 민원처리에 대한 해결방법 등
필요 기술	간호수행	기본 심폐소생술, 제세동기사용 등 응급상황에 대처하는 능력, 호흡·맥박·혈압·체온·혈당 측정능력, 투약능력(주사요법, 항암요법, 수혈요법 등), 외국인 환자 관리 및 간호 업무수행에 필요한 외국어 능력, 욕창·낙상예방·안전관리 등 환자관리 능력, 손씻기·격리방법·소독가운 및 장갑 착용법 등 감염관리 준수 능력, 질환·수술·검사·진료에 대한 환자와 상담하는 능력, 환자 관리능력(투약, 신체검사, 검사결과 알려주기 등), 각종 처치 및 처치 보조기술, 환자 의무기록 확인능력, 우선순위 결정능력, 환자에 대한 간호 사정 능력, 환자 및 보호자와의 원만한 의사소통능력 등
	간호행정관리	처방전 보관 및 관리 능력, 업무보고서 작성능력, 타 부서와 진료 업무 조율 능력, 의료폐기물 관리 능력, 물품 소독 등 물품 관리 능력 등
직무수행태도		업무수행 지침 및 규준 준수, 수행하는 업무에 대해 재확인하는 꼼꼼함, 성실한 업무 수행태도, 발생되는 오류에 대해 정직함, 환자에 대한 배려와 친절한 태도, 맡은 업무에 대한 끈기, 환자·보호자·내부 직원 등 업무 관련자와의 협력적인 태도, 지속적으로 자신을 관리하는 태도(시간, 체력, 감정 등), 전문성 향상을 위한 적극적인 학습 태도, 환자에 대한 세심한 관찰 태도, 내부 직원 간 원만한 대인관계를 형성하고 유지하려는 자세

(1) **자기소개서 문항**

① [경력/경험기술서] 직무관련 경력, 경험 사항, 수행 내용, 본인의 역할, 주요 성과, 결과 등을 작성하시오. (500자)
② [조직이해능력] 충남대학교병원이 해당 분야에 지원자를 선발해야 하는 이유와 입사 후 포부를 기술하세요. (500자)
③ [자기개발능력] 지원자가 살아오면서 꾸준히 노력하여 무언가를 성취한 경험이 있다면 상세히 기술하세요. (500자)
④ [의사소통능력, 대인관계능력] 지원자가 속한 조직, 단체에서 의사소통에 어려움을 겪은 경험에 대해 서술하고, 이를 극복하기 위해 지원자가 한 노력은 무엇인지 상세히 기술하세요. (500자)
⑤ [직업윤리] 충남대학교병원 직원이 가져야 할 가장 중요한 덕목(직업윤리)은 무엇인지 본인의 경험을 중심으로 기술하세요. (500자)

(2) **자기소개서 유의사항**

① 블라인드 채용이므로 자기소개서를 작성할 때에는 간접적으로 본인 확인이 가능한 인적사항(출신학교, 출신지역, 가족관계 등)이 드러나지 않도록 주의하여 작성을 한다.
② 현주소를 기재할 때 출신학교가 드러나는 주소(○○대학교 기숙사 등)를 사용하지 않는다.
③ E-mail 주소를 기재할 때 출신학교가 드러나는 메일 주소를 사용하지 않는다.
④ 증빙서류를 등록할 때에는 출신학교, 생년월일 등과 같은 인적사항은 수정테이프로 가린 후에 업로드하여서 제출한다. 단, 본인의 이름은 가리지 않고 제출한다.
⑤ 경력사항에는 금전적인 보수를 받고 일정기간 동안 일한 이력의 모든 것을 적는다. 이때 근무 기간, 부서, 담당업무 등을 상세하게 기재한다.
⑥ 자기소개서 문항 중 하나 이상이 공란이거나 무의미한 반복어를 사용한 경우에는 불합격 처리가 된다.

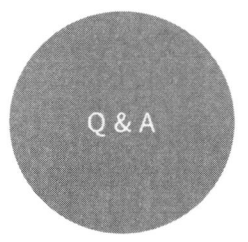

Q 대전(본원)과 세종(분원)에 중복으로 지원이 가능할까요?
중복으로 지원을 하는 것은 불가합니다. 중복지원 시 불합격 처리가 됩니다.

Q 본원 채용에서 합격을 했는데 내년 시행하는 국가고시에서 불합격하면 어떻게 되나요?
해당 채용에 합격하였어도 내년에 시행되는 국가고시에서 면허를 취득하지 못한 경우에는 합격이 취소가 됩니다.

Q 공인어학성적이 인정되는 기간은 몇 년인가요?
공인어학성적은 공고마감일을 기준으로 2년 내에 발표한 성적만을 인정합니다.

Q 응시자격이 있나요?
① 해당 시험의 최종시험 예정일(면접시험 최종예정일)을 기준으로 본원 인사규정 제24조 결격사유에 해당하거나, 기타 법령에 따라 응시자격이 정지된 자는 응시할 수 없습니다.
② 남성의 경우 병역을 필하였거나, 면제자에 한합니다. 입사지원 시에는 병적증명서를 반드시 제출해야 합니다.
③ 병원 정년인 만 60세를 초과하지 않은 자이어야 합니다.

Q 서류전형은 무엇을 평가하나요?
필수자격요건 및 응시원서를 작성하였는지 여부를 확인합니다. 서류전형 판단 기준은 필수제출서류를 빠짐없이 제출하였는지 자기소개서가 문항 작성기준에 맞추어서 작성되었는지 여부입니다. 응시자격이 충족되는 것은 첨부서류를 기준으로 판단합니다. 요건이 충족되는 사람은 전원 합격처리가 됩니다.

Q 인터넷 응시원서를 접수할 때 사전준비사항은 무엇인가요?
본인인증이 필요한 휴대폰, 공인인증서, 아이핀을 통해서 회원가입을 먼저 진행합니다. 인터넷 제출서류는 스캔본으로 제출을 받고 있으므로 본인의 사진파일, 제출서류의 스캔본을 사전에 준비해 두는 것이 좋습니다.

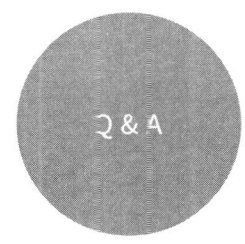

Q 필수제출서류에는 무엇이 있나요?
공인어학시험성적표입니다. 남성의 경우 병적증명서 또는 주민등록초본(병역사항기재)을 제출합니다. 그 외에는 해당자에 한해서 장애인 증명서, 취업지원대상자 증명서, 기타 면허(자격)증이 있습니다. 운전면허증, 민간기관 수료증, 봉사활동확인서 등은 해당하지 않습니다.

Q 필기시험은 어떻게 진행되나요?
간호학 50문항을 객관식 5지 선다형으로 진행합니다. 시험시간은 총 50분이며 100점 만점입니다. 60점 미만인 경우에는 불합격으로 처리됩니다.

Q 가산점이 있나요?
국가유공자 등 예우 및 지원에 관한 법률에 의해서 취업지원 대상자 또는 장애인복지법에 의해서 장애인이 채용시험에 응시하는 경우에는 가점을 적용합니다. 중복되는 경우에는 둘 중에 유리한 것으로 적용합니다.

Q 근무여건이 어떻게 되나요?
사학연금이 적용되며 본원 보수규정에 따라서 관련 경력이 인정됩니다. 본원 보수규정에 따라서 보수액이 지급되며, 직장어린이집, 선택적복지포인트, 법인회원 후양시설 이용, 진료비감면혜택이 있습니다.

Q 응시인원이 미달되거나 적임자가 없는 경우에는 어떻게 되나요?
선발예정 인원보다 적게 선발하거나 적임자가 없다면 선발하지 않을 수 있습니다.

※ 자세한 사항은 충남대학교병원 홈페이지에서 참고하길 바랍니다.

면접 기출질문 예상답변

Q 간호란 무엇이라고 생각하는지 말해보시오.

간호의 근본이념은 인간 생명의 존엄성 및 기본권을 존중하고 옹호하는 것이므로 간호는 건강의 회복·유지·증진, 질병 예방을 위해 도움을 주는 활동입니다.

Q 간호사에게 필요한 덕목을 말해보시오.

환자에게 간호를 제공할 때 신뢰가 바탕이 되어야 하므로 정직과 성실이 간호사에게 필요한 덕목이라고 생각합니다.

Q 타부서 직원과 협력하는 방법을 말해보시오.

타부서와 연락할 경우에는 서로를 배려하는 태도가 가장 중요합니다. 오해의 소지를 차단하며 서로를 이해하고 존중하고 친절하게 서로의 의견을 제시합니다.

Q side rail(침상 난간)을 올리기 싫다고 하는 환자 대처법을 말해보시오.

먼저 side rail을 올리고 싶지 않은 이유를 물어보고 해결할 수 있는 부분이라면 해결 후 올릴 수 있도록 합니다. 이후, 낙상 예방을 위해 side rail에 대한 교육을 진행합니다.

Q 선배 간호사가 병원 지침과 다르게 행동할 경우 대처법을 말해보시오.

선배 간호사에게 잘못되었음을 알리고 지침에 따라 원칙과 절차를 준수할 수 있도록 도와야 합니다.

면접질문 직접 작성해보기

Q 1분 이내로 자기소개를 해보세요.

Q 본원에 지원한 동기는 무엇인가요?

Q 간호를 전공으로 선택한 이유가 무엇인가요?

면 접 질 문 작 성 해 보 기

Q 스트레스를 해소하는 본인만의 방법이 있나요?

Q 갈등을 해결해 본 경험이 있나요? 있다면 사례와 함께 설명해보세요.

Q 환자가 본인 먼저 치료해달라고 강하게 항의할 경우 어떻게 대처할 것인가요?

면 접 질 문 작 성 해 보 기

Q 실습을 했을 때 기억에 남는 것은 무엇이 있나요?

Q 수혈을 할 때 주의해야 하는 증상이 무엇이 있나요?

Q 저혈당 환자에게 해야 하는 대처 방법은 무엇인가요?

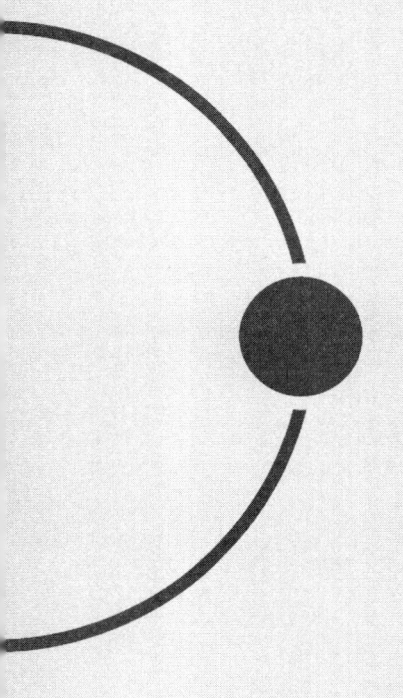

제01회 실력평가 모의고사
제02회 실력평가 모의고사
제03회 실력평가 모의고사
제04회 실력평가 모의고사
제05회 실력평가 모의고사

PART
01

실력평가 모의고사

제 01 회 실력평가 모의고사

1 경구 투약이 금기가 아닌 환자는?

① 무의식 환자
② 편마비 환자
③ 금식 환자
④ 위장관 흡인 환자
⑤ 연하곤란 환자

2 만성 기관지염과 폐기종의 공통적인 증상과 징후로 옳은 것은?

① $PaCO_2$ 상승, PaO_2 저하
② 공명음
③ 청색증
④ 체중 감소
⑤ 기좌호흡

3 게실염으로 입원한 80세 환자에게 수행할 간호로 옳지 않은 것은?

① 고섬유 식이 권장
② 배변완화제 투여
③ 수액과 항생제 투여
④ 비위관 삽입
⑤ morphine sulfate 투여

제한시간 50분

정답 문항 수 : [/ 50문항]
총 소요 시간 : [분   초]

4 임종 환자의 일반적인 특성으로 옳지 않은 것은?

① 서맥
② 빈호흡
③ 실금
④ 혈압 저하
⑤ 체온 저하

5 심박출량에 영향을 미치지 않는 것은?

① 혈압
② 전부하
③ 후부하
④ 심근수축력
⑤ 심박동수

6 환자의 EKG에서 심실세동이 나타났을 때 가장 먼저 해야 할 간호수행은?

① 제세동기를 사용한다.
② 리도카인을 정맥주사한다.
③ 24시간 심전도를 관찰한다.
④ 15분마다 활력징후를 측정한다.
⑤ 심장효소 검사를 한다.

Answer. 1.② 2.⑤ 3.⑤ 4.① 5.① 6.①

7 nitroglycerin을 복용 중인 환자에게 교육해야 하는 사항으로 옳은 것은?

① 주기적인 복용을 원칙으로 한다.
② 1회 복용 후 10분 간격을 두고 1회 더 투여한다.
③ 복용 시 약이 녹을 때까지 침을 삼키지 않는다.
④ 혀 밑에 투여 시 화끈거리는 느낌이 나면 약을 중단한다.
⑤ 복용 후 두통 완화를 위해 몸을 움직인다.

8 급성 위염을 유발하는 요인은?

① 복막투석 후 감염
② H.pylori 균의 증식
③ 위장관 천공
④ 비장 등의 복강 내 장기 파열
⑤ E.coli 균의 복막강 내 감염

9 dumping syndrome 예방을 위한 간호중재는?

① 식사 후에 산책을 한다.
② 식사를 할 때 물을 섭취한다.
③ 좌위자세로 식사한다.
④ 저탄수화물 식이를 한다.
⑤ 음식을 다량으로 섭취한다.

10 갑상샘 절제술이 예정된 환자의 수술 전 간호중재는?

① 기침하는 법, 목을 움직이는 법을 교육한다.
② 수술 이후에 lugol's 용액을 투여한다.
③ 수술 전날에 항갑상샘제를 투여한다.
④ 수술 전날 베개나 모래주머니로 머리를 지지한다.
⑤ 규칙적인 갑상선 마사지를 권고한다.

11 복막투석 환자의 간호중재로 옳지 않은 것은?

① 고단백 식이를 권장한다.
② 투석액 투입 시 반좌위를 취한다.
③ 체온정도로 데워진 따뜻한 투석액을 이용한다.
④ 투석 전후로 체중을 측정한다.
⑤ 수분과 염분을 제한한다.

12 만성 신부전 환자의 신기능이 악화됐을 경우 간호중재는?

① 설사 예방
② 고인산식이
③ 저칼슘식이
④ 고혈압 조절
⑤ NSAIDs 복용

Answer. 7.③ 8.② 9.④ 10.① 11.② 12.④

13 레보도파(levodopa) 투여 시 주의해야 할 점으로 옳지 않은 것은?

① 공복 시 흡수가 잘되나 오심이 있을 경우 음식과 함께 복용한다.
② 약물 흡수를 방해하기 때문에 단백질 섭취를 제한한다.
③ 기립성 저혈압이 발생할 수 있으므로 자세를 천천히 변경한다.
④ 약물의 효과를 높이기 위해 비타민 B6 보충제와 함께 투여한다.
⑤ 이상운동증상이 나타나지 않도록 투여 용량 및 시간을 조절한다.

14 고환 자가검진에 대한 설명으로 옳은 것은?

① 목욕 전에 시행한다.
② 고환의 신장성을 확인한다.
③ 부고환은 따로 검사하지 않는다.
④ 정상 고환은 달걀형 대칭적 구조를 이룬다.
⑤ 1년에 한 번 시행으로 충분하다.

15 유방절제술 후 수술을 한 팔에 부종이 잘 생기는 이유는?

① 혈전증
② 노폐물 축적
③ 림프선 종창
④ 체내 호르몬 분비 변화
⑤ 동맥혈액 순환 장애

16 환자의 하지 근력 검사 시 1(trace)이 의미하는 것은?

① 아무런 반응이 없다.
② 근 수축만 가능하다.
③ 중력에 대항한 능동적 관절운동이 가능하다.
④ 중력 제거 상태에서 능동적 정상 관절운동이 가능하다.
⑤ 중력과 충분한 저항에 대항하는 능동적 관절운동이 가능하다.

17 60대의 여성 노인의 골다공증 예방을 위한 교육 내용으로 옳지 않은 것은?

① 낙상주의
② 근력강화 운동
③ 고단백 식이
④ 금연 및 금주
⑤ 칼슘 및 마그네슘 섭취

18 자가 면역성 질환으로 신체 여러 기관을 침범하며 관절염, 단백뇨, 얼굴 나비모양 발진, 심내막염, 혈뇨 등의 증상을 나타내는 질환은?

① 골수염
② 척추결핵
③ 강직성 척추염
④ 전신성 홍반성 루푸스
⑤ 류마티스 관절염

Answer. 13.④ 14.④ 15.③ 16.② 17.③ 18.④

19 무거운 물건을 옮긴 이후 발생한 어깨 통증으로 내원한 환자에게서 추가로 나타날 수 있는 증상으로 옳은 것은?

① 팔을 들 때 어깨 높이에서 통증이 있다.
② 완전히 팔을 들면 통증이 극심하다.
③ 팔을 사용할수록 통증이 완화된다.
④ 밤에는 통증이 사라진다.
⑤ 재활치료 없이 충분한 휴식만으로도 통증이 사라질 수 있다.

20 안구 질환으로 수술을 하는 대상자에게 필로카핀을 사용하는 이유는?

① 축동작용
② 산동작용
③ 수렴작용
④ 혈관 수축
⑤ 통증 완화

21 선천적 백내장의 원인으로 옳은 것은?

① 노화
② 당뇨
③ 태아감염
④ 스테로이드
⑤ 악성 종양

22 아토피성 피부염 환자에 대한 설명으로 옳은 것은?

① 성인기에 호발한다.
② 제2형 과민반응이다.
③ 저녁이 되면 가려움증이 약화된다.
④ 병소가 광범위하게 나타난다.
⑤ 뜨거운 물로 자주 샤워하는 것이 좋다.

23 3도 화상 환자의 상처에 대한 설명으로 옳은 것은?

① 심한 통증
② 지방조직 노출
③ 피부 수포 형성
④ 2 ~ 3주 이내 회복
⑤ 낮은 감염 위험

24 고관절치환술을 받은 환자의 수술 이후 간호중재는?

① 탄력스타킹을 착용한다.
② 수시로 스트레칭을 해준다.
③ 심호흡과 기침을 제한한다.
④ 관절을 90° 굴곡상태로 유지한다.
⑤ 수술 직후 유치도뇨관을 제거한다.

Answer. 19.① 20.① 21.③ 22.④ 23.② 24.①

25 임균의 은신처로 질 주위를 축축하고 윤활하게 하며 질구의 4시와 8시 방향에 위치하는 것은?

① 질
② 스킨샘
③ 요도구
④ 자궁경부
⑤ 바르톨린샘

26 불임클리닉에 상담을 받으러 온 부부의 불임 가능성이 높은 경관점액 양상은?

① 견사성이 높다.
② 세균이 거의 없다.
③ 양이 적고 끈끈하다.
④ 물처럼 맑고 투명하다.
⑤ pH가 알칼리성이다.

27 60세 여성이 성교통, 질출혈과 분비물, 소양감을 호소하여 진찰한 결과 질 점막이 얇고 입구가 좁으며 소량의 분비물이 있으나 악취가 나지는 않는 경우 가장 가능성 높은 진단은?

① 염증성 질염
② 트리코모나스 질염
③ 위축성 질염
④ 칸디다성 질염
⑤ 세균성 질염

28 산과력이 1-1-2-2인 32세 여성이 무월경 8주로 산부인과를 내원했다. 여성의 월경주기는 28일로 규칙적이며 마지막 생리일은 2024년 8월 26일이고 환자 내진상 자궁은 부드러우며 크기가 거위 알 정도로 부속기의 이상소견은 없었다. 이 여성의 분만 예정일은?

① 2025년 4월 3일
② 2025년 5월 2일
③ 2025년 6월 2일
④ 2025년 7월 3일
⑤ 2025년 8월 2일

29 산통을 호소하는 임신 40주 된 산모의 사정 결과 산모의 자궁경부가 3cm 열렸고 80% 소실됐을 경우 적절한 간호중재는?

① 경과를 관찰한다.
② nitrazine test를 시행한다.
③ 응급 제왕절개를 시행한다.
④ 자궁수축제 투여 후 유도분만한다.
⑤ 정맥마취제를 투여하여 진통을 억제한다.

30 제대탈출이 의심되는 산모의 경우 간호사가 우선적으로 취해야 할 간호는?

① 자연분만을 준비한다.
② 슬흉위를 취해준다.
③ 제대를 만져 상태를 파악한다.
④ 내진을 통해 선진부를 밀어준다.
⑤ 측위로 눕혀서 안정을 취하게 한다.

Answer. 25.⑤ 26.③ 27.③ 28.③ 29.① 30.②

31 탈수된 영아에게 나타나는 증상이 아닌 것은?

① 혈압 저하
② 요비중 증가
③ 구강점막 건조
④ 피부탄력도 저하
⑤ 대천문 팽창

32 광선요법을 적용한 고빌리루빈혈증 환아의 적절한 간호중재가 아닌 것은?

① 수유할 때 안대를 적용한다.
② 윤활용 오일이나 로션은 금한다.
③ 자주 체위를 변경한다.
④ 수분을 충분히 공급한다.
⑤ 체온과 피부 상태를 주기적으로 관찰한다.

33 6세 아동의 놀이에 대한 설명으로 옳은 것은?

① 활동적인 혼자놀기가 가능하다.
② 자신의 신체부위와 손에 닿는 것을 가지고 탐색한다.
③ 동일한 놀이에 같이 참여하나 놀이의 목표와 역할이 없다.
④ 다른 아동이 노는 것을 지켜만 보고 참여하지 않는다.
⑤ 게임에 일정한 규칙이 있고 특별한 놀이의 목표가 있다.

34 정기적으로 예방접종을 받은 건강한 6개월 아동에게 시행하는 예방접종은?

① BCG
② B형간염 2차
③ MMR
④ DTaP 3차
⑤ 수두 예방접종

35 하루 6회 이상 설사를 하고 5%의 체중 감소를 보이는 영아의 대변배양검사 결과 대장균이 검출되었을 때 우선적으로 제공하는 간호중재는?

① 기저귀관리 교육
② 적절한 영양 제공
③ 수분전해질 균형 유지
④ 신경관 손상 여부 검사
⑤ 지사제 투여

36 2세 남아가 개 짖는 소리의 기침, 쉰 목소리, 흡기 시 천명음, 호흡곤란으로 응급실에 내원한 경우 적절하지 않은 간호중재는?

① 미온수 마사지를 시행한다.
② 기관지 확장제를 흡입 투여한다.
③ 스테로이드와 에피네프린을 투약한다.
④ 응급상황을 대비하여 기관 내 삽관을 준비한다.
⑤ 따뜻한 공기를 제공한다.

Answer. 31.⑤ 32.① 33.③ 34.④ 35.③ 36.⑤

37 부모님에게 잔소리를 들은 자식이 자신이 키우는 강아지의 옆구리를 꼬집는 행동의 방어기제는?

① 억압
② 투사
③ 전치
④ 전환
⑤ 승화

38 대상자와 치료적 인간관계를 유지하며 상호작용할 때 활동 단계에서 수행하는 간호활동은?

① 적절한 중재계획을 세운다.
② 상호관계의 책임과 한계를 설정한다.
③ 안전한 네트워크 체계의 퇴원계획을 세운다.
④ 대상자의 불편한 감정을 말로 표현하도록 돕는다.
⑤ 대상자의 행동을 수용하고 신뢰감을 쌓을 수 있도록 한다.

39 25세 환자는 수개월째 방에서 혼자만의 말을 중얼거리며 밤에도 자지 않고 서성이는 등의 행동을 보이고, "나는 하늘의 계시를 받았다. 내 핸드폰으로 하늘의 지시가 내려온다. 나는 신이다." 등의 이야기를 한다. 이 환자에게 의심되는 진단명은?

① 조현병
② 보속증
③ 강박증
④ 조증
⑤ 알코올 의존증

40 양극성장애 조증 삽화를 진단받은 환자로 지난 3일간 잠을 자지 못하고 큰 소리로 계속 떠들며 바쁜 몸짓으로 왔다 갔다 한다. 간호사가 대상자에게 해야 하는 간호중재는?

① 활동을 제한한다.
② 환자의 요구를 수용한다.
③ 같은 증상의 환자와 교류시킨다.
④ 건설적인 활동을 할 수 있도록 돕는다.
⑤ 미디어 매체를 권유한다.

41 20세 남성이 안절부절못함, 불안, 초조, 손 떨림, 각성상태로 응급실에 내원하였다. 신체 사정 시 동공이 확대되어 있었고 비중격에 궤양이 관찰되었다. 남용이 의심되는 약물은?

① 아편
② 코카인
③ 바비튜레이트
④ 헤로인
⑤ 아세톤

42 학생 수 120명인 초등학교에 수두 환자가 1주째 10명, 2주째 5명, 3주째 2명 발생한 경우 3주째에 수두 환자 발생률은?

① 1.9%
② 2.6%
③ 3.2%
④ 4.0%
⑤ 4.2%

Answer. 37.③ 38.④ 39.① 40.④ 41.② 42.①

43 지역사회 보건의료사업에서 1차 예방 활동은?

① 대장암 조기진단을 위한 건강검진 실시
② 보건소에서 예방접종률을 높이기 위한 홍보 제작
③ 노인을 대상으로 하는 치매 선별검사
④ 장애가 있는 주민을 대상으로 한 사회재적응 훈련
⑤ 심근경색 환자의 생활습관 교정교육

44 재난발생 시 복구단계에서 수행할 활동으로 적절한 것은?

① 지역경제 재건
② 환자 중증도 분류
③ 재난대응 전문요원 양성
④ 안전관리법 제정
⑤ 응급의료소 설치

45 포괄수가제에 대한 설명으로 옳지 않은 것은?

① 행정적으로 관리가 간편하다.
② 과잉진료를 줄여 의료비를 절감할 수 있다.
③ 의료 질을 높이고 의료인의 자율성을 보장한다.
④ 질병별로 사전에 결정된 일정액의 진료비를 지급한다.
⑤ 우리나라에서는 총 7개의 질병군을 대상으로 실시하고 있다.

46 우리나라 최초의 근대식 병원은?

① 제중원
② 혜민서
③ 대한의원
④ 자혜병원
⑤ 보구여관

47 국제간호협회(ICN)에 대한 설명으로 옳지 않은 것은?

① 국가 단위로 할 수 없는 일들을 수행한다.
② 간호사업의 국제적 통계 및 정보를 관리한다.
③ 회원국의 전문직으로서의 지위향상을 위해 상호협조한다.
④ 캐나다, 벤쿠버에 본부를 두고 4년마다 총회를 개최한다.
⑤ 국제적 정치, 경제, 의료 단체들과 횡적으로 교류한다.

48 간호업무 목표관리 과정은?

① 간호문제분석 → 목표설정 → 간호활동계획 → 간호활동수행 → 중간평가와 조정 → 최종평가
② 간호문제분석 → 간호활동계획 → 목표설정 → 간호활동수행 → 중간평가와 조정 → 최종평가
③ 간화활동계획 → 간호문제분석 → 목표설정 → 간호활동수행 → 중간평가와 조정 → 최종평가
④ 목표설정 → 간호활동계획 → 간호문제분석 → 간호활동수행 → 중간평가와 조정 → 최종평가
⑤ 목표설정 → 간호문제분석 → 간호활동계획 → 간호활동수행 → 중간평가와 조정 → 최종평가

49 간호조직의 기본원리로 올바르지 않은 것은?

① 계층제의 원리
② 기능적 원리
③ 조정의 원리
④ 통솔범위의 원리
⑤ 분업 – 전문화의 원리

50 간호사의 업무만족과 성취감을 높이기 위해 직무의 양과 빈도를 확대하여 동기부여되도록 하는 직무배치 방법은?

① 직무충실화
② 직무순환
③ 직무단순화
④ 직무특성화
⑤ 직무확대

Answer. 43.② 44.① 45.③ 46.① 47.④ 48.① 49.② 50.⑤

제 02 회 실력평가 모의고사

1 중환자실에 입원한 노인이 섬망증상을 보여 억제대를 적용하는 경우 유의해야 할 간호사항은?

① 대상자에게 적절한 억제대는 전신 억제대이다.
② 억제대의 매듭을 잡아당겨 조여서 대상자를 천장에 고정한다.
③ 억제대를 적용하기 전에 보호자에게 목적과 방법을 설명하고 동의서를 받는다.
④ 2 ~ 4시간마다 혈액순환 및 피부의 손상징후를 관찰한다.
⑤ 대상자의 행동이 안정되면 억제대를 즉시 제거한다.

2 욕창 간호로 옳지 않은 것은?

① 2시간마다 환자의 체위를 변경한다.
② 고단백 영양을 공급한다.
③ 실금 및 상처의 습기로부터 피부를 보호한다.
④ 에어매트리스를 적용하여 신체부위 압박을 완화한다.
⑤ 뼈가 돌출된 부위의 체중 경감을 위해 도넛베개를 사용한다.

3 죽음에 대한 심리적 적응 단계 중 자신의 죽음을 나쁜 행동의 대가라고 생각하며 봉사활동을 통해 죽음을 연기시키려는 단계는?

① 부정
② 분노
③ 협상
④ 우울
⑤ 수용

제한시간 50분

정답 문항 수 : [/ 50문항]
총 소요 시간 : [분   초]

4 사후에 혈액순환이 정지된 후 적혈구의 용혈로 피부가 보랏빛으로 변색되고 신체의 가장 낮은 부위에서 나타나는 것으로, 안면 변색을 예방하기 위해 머리를 높이는 것과 관련된 현상은?

① 사후강직
② 사후시반
③ 사후한랭
④ 사후부패
⑤ 사후혼탁

5 다음 중 인체에 대한 설명으로 옳은 것은?

① 음성 되먹이 기전(negative feedback)을 통해 체내 항상성을 유지한다.
② 세포는 고정되어서 다른 물질의 이동을 돕는다.
③ 세포의 RNA가 DNA로 전사되어 번역되는 절차를 통해 몸의 주요 단백질을 합성한다.
④ 신체는 동화작용을 통하여 소모할 에너지를 방출한다.
⑤ 혈액은 항상 정맥을 통해 심장에서 몸의 조직으로 이동한다.

6 급성 심근경색 환자가 나타내는 증상은?

① SGOT 수치가 상승한다.
② 휴식 시 통증이 완화된다.
③ 백혈구 수치의 변화가 없다.
④ 자율신경계 반응이 둔해진다.
⑤ 니트로글리세린 투여 시 통증이 완화된다.

Answer. 1.③ 2.⑤ 3.③ 4.② 5.① 6.①

7 디곡신을 투여한 심부전 환자에게 나타나는 증상이 아닌 것은?

① 심박출량 증가
② 심실박동수 상승
③ 심근수축력 강화
④ 교감신경 긴장도 증가
⑤ 미주신경 흥분도 증가

8 장폐색 환자에게 비위관을 삽입하는 이유는?

① 장의 개통을 위해서
② 장관 감압을 위해서
③ 약물 주입을 위해서
④ 장내 영양공급을 위해서
⑤ 장의 연동운동을 촉진하기 위해서

9 생선구이를 먹고 지속적인 복통과 구토를 호소하는 환자의 간호진단은?

① 대장균
② 보톨리누스
③ HIV바이러스
④ 비브리오 장염
⑤ 콜레라균 감염

10 용혈성 빈혈 환자에게 나타날 수 있는 증상은?

① 출혈
② 성장장애
③ 범혈구감소증
④ 높은 빌리루빈 수치
⑤ 헤모글로빈 수치 감소

11 급성 충수돌기염으로 응급실을 내원한 환자의 증상은?

① 약간의 미열이 있다.
② 백혈구가 감소되었다.
③ rovsing sign은 음성이다.
④ 근육이 강직되고 경련이 일어난다.
⑤ murphy sign은 양성이다.

12 뼈 조직의 칼슘 소실로 병리적 골절 초래 위험이 높은 질환은?

① 당뇨병
② 갈색세포종
③ 부갑상샘기능항진증
④ 갑상샘기능항진증
⑤ 부신피질기능저하증

Answer. 7.② 8.② 9.④ 10.④ 11.① 12.③

13 부갑상샘기능항진증 환자에게 나타나는 특징은?

① 저혈압
② 설사
③ 고칼슘혈증
④ 고인산혈증
⑤ 체중 증가

14 유방암 자가 검진을 위한 간호교육 시행방법으로 옳은 것은?

① 유방을 꼭 쥐고 촉진한다.
② 유방 하외측 부분에 유의해 촉진한다.
③ 유방 내측부터 겨드랑이쪽으로 밀면서 만진다.
④ 유두를 짜보았을 때 분비물이 나오는지 확인한다.
⑤ 월경 2~3일 전에 촉진한다.

15 악성 종양의 특징은?

① 피막이 있다.
② 증식 속도가 느리다.
③ 병변의 경계가 분명하다.
④ 핵이 세포크기에 비해 크다.
⑤ 부분 절제술을 시행해야 한다.

16 뇌척수액(CSF)에 관한 설명으로 옳지 않은 것은?

① 지주막하 출혈 시 뇌척수액이 흩색으로 변할 수 있다.
② 총량은 성인 150ml, 소아 100ml, 신생아 50ml이다.
③ 순환장애로 뇌척수액이 축적되면 뇌압이 상승하고 뇌 발달장애를 일으킨다.
④ 외부충격으로부터 뇌와 척수를 보호하고 영양분이나 노폐물을 운반한다.
⑤ 제4뇌실 출구 이후에 지주막하 공간에서의 폐색이 있는 경우 척수염이 발생한다.

17 다음 중 중추신경계의 퇴행성 질환과 침범되는 부위로 옳게 짝지어진 것은?

① 알츠하이머병 – 대뇌 기저핵과 뇌간
② 특발성 파킨슨병 – 대뇌 기저핵과 뇌간
③ 헌팅톤 무도병 – 대뇌피질
④ 혈관확장성 운동실조증 – 운동신경세포
⑤ 근위축성 측삭경화증 – 소뇌

18 다음 중 쇼크(shock)에 관한 설명으로 옳지 않은 것은?

① 저혈량성 쇼크의 원인으로는 화상, 출혈, 탈수 등이 있다.
② 심인성 쇼크의 증상으로는 빈맥, 저혈압, 맥압 저하 등이 있다.
③ 패혈성 쇼크는 혈액 내 세균감염으로 전신의 혈관이 확장되어 발생한다.
④ 신경성 쇼크는 부교감신경계 손상으로 발생한다.
⑤ 아나필라틱 쇼크 시에는 기도를 유지해주고 에피네프린, 항히스타민을 주사한다.

Answer.   13.③   14.④   15.④   16.⑤   17.②   18.④

19 노인의 낙상예방을 위한 간호중재는?

① 억제대를 사용한다.
② 손 뻗으면 닿을 수 있도록 바닥에 물건을 둔다.
③ 시야 방해를 받지 않도록 어두운 환경을 유지한다.
④ 침대 높이를 낮추고 침상 난간을 올려준다.
⑤ 가능한 한 침상에 머무르도록 한다.

20 노인의 약물 반응 변화 요인으로, 부작용을 높이는 생리적 원인은?

① 위산 증가
② 청력 저하
③ 체지방 증가
④ 간 기능 증가
⑤ 사구체 여과율 감소

21 감염에 의한 조직 손상 시 나타나는 생체반응은?

① 부종
② 맥박 감소
③ 체중 증가
④ 호흡 저하
⑤ 백혈구 감소

22 수술 후 조기이상을 하는 이유는?

① 정맥울혈 감소
② 장관 연동운동 감소
③ 폐의 과도한 확장 억제
④ 기관지 분비물 배액량 감소
⑤ 산소 소모량 감소

23 수술 후 대상자에게 심호흡을 시키는 이유는?

① 빠른 상처치유를 위해
② 용이한 객담배출을 위해
③ 수술부위 통증 경감을 위해
④ 폐 확장 도모와 마취가스 배출을 위해
⑤ 폐포 내 압력을 낮추기 위해

24 21세 여성이 〈보기〉와 같은 증상을 호소할 때 의심되는 질환은?

보기

- 음식물 섭취를 의식적으로 제한한다.
- 정상보다 10 ~ 25% 체중 감소 증상이 있다.
- 월경중단 증상이 있다.
- 왜곡된 정신 지각이 있다.
- 자존감이 낮다

---

① 위장관 흡수 장애
② 스트레스성 궤양
③ 병리적 비만
④ 영양 결핍
⑤ 신경성 식욕부진

Answer. 19.④ 20.⑤ 21.① 22.① 23.④ 24.⑤

25 산모 내진 시행 시 대각결합선이 13cm 측정된 경우 산과적 결합선은 몇 cm인가?

① 9.5 ~ 10cm

② 10.5 ~ 11cm

③ 11 ~ 11.5cm

④ 11.5 ~ 12cm

⑤ 12 ~ 12.5cm

26 임신 32주 이전 조산의 위험성이 있는 산모에게 태아 폐 성숙을 위해 투약할 수 있는 약물은?

① 유토파

② 덱사메타손

③ 인도메타신

④ 옥시토신

⑤ 황산마그네슘

27 경구피임약 투여를 금기해야 하는 질환은?

① 빈혈

② 비만

③ 자궁내막염

④ 혈전성 정맥염

⑤ 월경불순

28 골반 염증성 질환으로 입원한 환자에게 나타나는 증상으로 옳은 것은?

① 서맥
② 저체온증
③ 골반 부종
④ 점액성 분비물
⑤ 적혈구 침강 속도 증가

29 자궁경부 세포도말 검사상 class 2가 의미하는 것은?

① 정상 세포이다.
② 염증 세포이다.
③ 암이 자궁경부에 국한되었다.
④ 암이 의심되지 않는 이형성세포이다.
⑤ 침윤암으로 볼 수 있는 세포이다.

30 월경을 앞둔 여성이 우울, 불안, 집중력 저하 등의 심리적 증상을 호소하는 월경장애는?

① 과소월경
② 월경곤란증
③ 생리적 무월경
④ 월경 전 증후군
⑤ 무배란성 월경

Answer.　25.②　26.②　27.④　28.⑤　29.②　30.④

31 아동의 성장과 발달에 대한 옳은 설명은?

① 중심부에서 말초로 성장과 발달이 이루어진다.
② 섬세하고 복잡한 동작에서 단순한 동작으로 발달한다.
③ 아동의 성장발달 속도는 모두 같다.
④ 다리에서 머리 방향으로 발달한다.
⑤ 성숙이 끝난 후 새로운 기술을 학습하기 시작한다.

32 Erikson의 심리사회적 이론에 따른 학령기 아동의 발달 특성에 대한 옳은 설명은?

① 어머니와의 애착관계를 통해 신뢰감을 형성한다.
② 부모로부터 독립하려 하고 정체성을 확립한다.
③ 자율성의 성취과정에서 거부증이 나타난다.
④ 성취욕망이 강하며 과업에서 인정받기를 원한다.
⑤ 주도성이 발달하고 부모의 반응에 따라 죄책감이 형성된다.

33 아동간호에 대한 설명으로 옳은 것은?

① 질병 치료에만 초점을 둔다.
② 아동의 성장발달에는 환경이 가장 중요하다.
③ 아동의 발달과정 중에 발생하는 문제는 다루지 않는다.
④ 아동 발달 문제해결을 위한 과학적이고 체계적 지식을 요구한다.
⑤ 아동 개인에 초점을 맞춘 문제를 다룬다.

34 아동 골절이 나타내는 특징은?

① 골절이 뼈끝에 잘 생긴다.
② 주로 개방골절이 나타난다.
③ 골격이 단단해서 융합이 빠르다.
④ 연령이 어릴수록 치유가 늦어진다.
⑤ 성인보다 불유합이 흔하게 나타난다.

35 신생아에게 나타날 수 있는 피부 증상 중 정상이 아닌 것은?

① 대리석양 피부
② 출생 24시간 내 황달
③ 할리퀸 증상
④ 태지
⑤ 몽고반점

36 BCG 접종에 관한 내용으로 옳은 것은?

① 오후에 접종한다.
② 근육주사로 접종한다.
③ 삼각근 부위에 투여한다.
④ 기본접종은 생후 1년 이후에 한다.
⑤ 접종 부위를 눌러주어 약물 흡수를 돕는다.

Answer. 31.① 32.④ 33.④ 34.① 35.② 36.③

37 30대 여성 환자가 지속되는 우울감으로 내원하였다. 보통 2개월 정도 우울한 증세가 지속되며 아무것도 하기 싫고 가끔은 극단적인 선택도 생각하지만 5일 정도는 갑자기 의욕이 넘치고 잠을 설쳐가면서 어떤 일에 대한 계획을 세우는 경우도 있다고 한다. 이 환자에게 가장 적합한 진단은?

① 순환성 장애
② 기분부전증
③ 주요 우울장애
④ 기분 순환장애
⑤ 양극성 장애 Ⅱ형

38 조현병 환자의 예후가 비교적 좋은 경우는?

① 원인이 불확실한 경우
② 급성으로 발병한 경우
③ 정서장애를 동반한 경우
④ 사춘기 이전에 발병한 경우
⑤ 가족 구성원의 지지가 불충분한 경우

39 평소 대인관계에서 정상적인 의사소통을 하는 환자가 누군가 자신을 비판하면 예민해지고 남 탓을 하며 부정적으로 반응한다. 이 환자에게 가장 적합한 간호진단은?

① 사고장애
② 집중력 저하
③ 의사소통장애
④ 사회적 고립
⑤ 비효율적 대응

40 환자가 고개를 떨어트린 상태로 비틀거리면서 병동을 배회하고 잠을 자지 않을 때 적절한 간호중재는?

① 진정제를 투여한다.
② 불안으로 나타나는 행동을 제한한다.
③ 불안에 대한 깊이 있는 대화를 나눈다.
④ 환자의 행동을 스스로 이야기하도록 지지한다.
⑤ 안정을 취할 수 있도록 방에 혼자 있게 한다.

41 약물중독으로 입원한 환자의 적절한 간호중재는?

① 자조 모임을 차단한다.
② 감정표현을 자제하도록 한다.
③ 약물의 양을 줄여가며 끊도록 한다.
④ 대상자가 하는 말과 행위 이면에 담긴 의미를 파악한다.
⑤ 대상자의 충동적인 요구를 수용하여 불안을 완화한다.

42 지역주민의 만성질환 사태파악을 위해 조사한 결과 주민 20%는 고혈압을 가지고 있으며, 당뇨와 뇌졸중 이환율도 증가하는 추세라는 결과를 얻었다. 주민들을 위한 2차 예방 간호로 옳은 것은?

① 고혈압 합병증 예방
② 건강행위 지도 및 교육
③ 고혈압 관련 포스터 제공
④ 고혈압 조기검진 사업 시행
⑤ 고혈압 관리 교육

Answer. 37.⑤ 38.② 39.⑤ 40.④ 41.④ 42.④

43 BOD에 관한 설명으로 옳은 것은?

① 음용수의 수질기준 지표로 사용된다.
② BOD는 생물학적 산소요구량을 의미한다.
③ BOD 증가 시 용존산소량도 함께 증가한다.
④ BOD가 지수가 낮을수록 오염도가 높음을 의미한다.
⑤ 10℃에서 3일간 탄수화물 산화에 소모되는 산소량을 측정한다.

44 지역사회 간호사의 역할에 대한 설명으로 옳은 것은?

① 조정자로서 지역사회 대표의 역할을 한다.
② 연구자로서 대상자 및 가족구성원과 친밀관계를 형성한다.
③ 상담자로서 대상자에게 건강관련 지식과 정보를 제공한다.
④ 간호관리자로서 간호를 제공하는 계획·조직·조정의 기능을 한다.
⑤ 교육자로서 지역사회 자원을 연결하고 서비스 이용을 촉진한다.

45 생산연령층의 인구비율이 높은 도시인구 구조는?

① 종형
② 별형
③ 호로형
④ 항아리형
⑤ 피라미드형

46 현대 전문간호사의 역할이 아닌 것은?

① 교육자
② 상담자
③ 질병치료자
④ 임상개발자
⑤ 지도자

47 목표관리법(management by objective)에 대한 설명으로 옳은 것은?

① 관리자는 일정 기간 성과를 평가한다.
② 상급자와 하급자 상호 간 목표설정이 이루어진다.
③ 목표달성 시까지 설정된 목표는 수정하지 않는다.
④ 측정할 수 없는 목표도 주관적으로 설정할 수 있다.
⑤ 의사결정 절차의 증가로 조직 효율성이 감소한다.

48 기획 유형에 대한 설명으로 옳은 것은?

① 전술기획은 단기기획이고 운영기획은 장기기획이다.
② 전술기획은 중기기획인 반면 전략기획은 장기적인 목적 수행에 초점을 둔다.
③ 전략기획은 확실한 환경에서 하고 전술기획은 불확실한 환경에서 기획한다.
④ 운영기획은 중간관리층에 의해 수립되고 전술기획은 하위관리층에 의해 수립된다.
⑤ 전략기획은 구체적인 절차 수립에 중점을 두고 운영기획은 보다 거시적인 비전을 설정한다.

49 병동 업무의 질 향상을 위해 간호사들이 자발적으로 아이디어를 제시하며 토의할 때 사용되는 의사결정기법은?

① 전자회의
② 델파이법
③ 집단노트기법
④ 브레인스토밍
⑤ 명목집단법

50 간호부에서 간호사가 1년 동안 사용할 물품과 서비스 등의 지출계획을 세울 때 사용되는 예산은?

① 운영예산
② 현금예산
③ 자본예산
④ 인력예산
⑤ 점진적 예산

Answer. 43.② 44.④ 45.② 46.⑤ 47.② 48.② 49.④ 50.①

제 03 회 실력평가 모의고사

1. 정맥류(varicose vein)의 증상으로 옳지 않은 것은?

   ① 가려움
   ② 거친 피부
   ③ 조이는 감각
   ④ 야간의 종아리 경련
   ⑤ 길고 곧게 튀어나온 혈관

2. 수술 후 욕창 발생의 위험 요인이 아닌 것은?

   ① 수술 시 체위
   ② 조직관류 저하
   ③ 면역기능 저하
   ④ 부동
   ⑤ 저체온증

3. 사후 간호로 옳지 않은 것은?

   ① 눈이 감기지 않을 경우 거즈로 덮는다.
   ② 둔부 아래에 흡수용 패드를 적용한다.
   ③ 둥글게 만 수건을 턱 아래에 적용한다.
   ④ 의치가 있는 경우 제거한다.
   ⑤ 머리 아래 베개를 고이거나 약간 높게 올려준다.

제한시간 50분

정답 문항 수 : [/ 50문항]
총 소요 시간 : [분   초]

4 울혈성심부전환자에게 digoxin과 lasix를 투여하고 부작용을 예방하기 위한 간호중재는?

① 빈맥을 관찰한다.
② 출혈 위험을 사정한다.
③ 저칼륨혈증을 관찰한다.
④ 저마그네슘혈증을 관찰한다.
⑤ 수분 섭취를 제한한다.

5 환자에게 위관영양을 할 때 적절한 간호중재는?

① 음식을 신속하게 주입한다.
② 차고 시원한 음식을 먹는다.
③ 위관영양을 할 때마다 관을 바꾼다.
④ 음식 주입 전후에 물을 주입한다.
⑤ 음식 주입 직후 앙와위로 눕힌다.

6 세균성 이질에 대한 설명으로 옳지 않은 것은?

① 시켈라 균이 대장과 소장을 침범하는 급성 감염성 질환이다.
② 환자 또는 보균자가 배출한 대변을 통해 구강으로 감염된다.
③ 예방적 항생제 복용과 백신접종으로 감염을 예방할 수 있다.
④ 발열, 복통, 구토, 후증 등을 동반한 설사가 주요한 증상이다.
⑤ 잠복기는 1 ~ 7일이며 간혹 보균 상태가 수개월 이상 지속될 수 있다.

Answer.   1.⑤   2.⑤   3.④   4.③   5.④   6.③

7 30분 전부터 복통을 호소하는 복막염 의심 환자에게 확인해야 할 증상은?

① 복부 근육 강직
② 장운동 증가
③ 심호흡 증가
④ 복부결절 촉진
⑤ 저체온증

8 궤양성 대장염 환자의 증상으로 옳지 않은 것은?

① 회색변
② 빈혈 및 탈수
③ 복통 및 설사
④ 체중 감소
⑤ 발열

9 소화성 궤양 환자가 흑색변을 보며 복통을 호소한다. 이를 악화시키는 요인은?

① 제산제
② 저섬유성식이
③ 히스타민수용체 차단제
④ 부교감신경차단제(항콜린제)
⑤ 비스테로이드소염제

10 다혈구증 환자에게 발생할 수 있는 합병증은?

① 혈전증
② 신경염
③ 담석증
④ 저산소증
⑤ 골다공증

11 소변검사에서 정상뇨의 특징은?

① 적혈구가 미량 나타난다.
② 당과 단백이 소량 검출된다.
③ 하루 배설량은 2L 이상이다.
④ 색은 미색이거나 혼탁한 호박색이다.
⑤ 산도는 3 미만이다.

12 요양원에서 생활 중인 노인의 요로감염 예방을 위한 간호중재는?

① 수분섭취를 권장한다.
② 통목욕을 자주 한다.
③ 비타민K를 섭취한다.
④ 침상안정을 한다.
⑤ 회음부는 항문에서 요도 방향으로 세정한다.

Answer. 7.① 8.① 9.⑤ 10.① 11.① 12.①

13 3일 전부터 발생한 구토와 고열로 내원한 여성 환자를 사정한 결과 왼쪽 늑골 척추각 압통을 호소하며 일주일 전부터 악취 나는 탁한 소변을 본다고 한다. 의심할 수 있는 진단은?

① 요도염
② 방광염
③ 요석증
④ 신우신염
⑤ 신증후군

14 유방암의 위험 요인은?

① 40세 이하
② 임신 경험이 있는 사람
③ 초경연령이 늦은 사람
④ 완경연령이 이른 사람
⑤ 수유 경험이 없는 사람

15 전립선 비대증의 증상은?

① 전립샘이 축소한다.
② 소변 흐름이 빨라진다.
③ 배뇨 후 방울방울 떨어진다.
④ 전립선 비대로 결절 조직은 감소한다.
⑤ 소변량이 과도하게 증가한다.

16 임질 진단을 받은 환자가 호소하는 주증상은?

① 당뇨
② 저혈압
③ 고혈압
④ 임균성 인후염
⑤ 피부 건조증

17 암 예방을 위한 간호중재는?

① 매일 일광욕을 시행한다.
② 체중은 평균 미달을 유지한다.
③ 완경기 여성은 1년에 한 번 유방촬영을 실시한다.
④ 간염 대상자는 6개월에 한 번 복부 초음파를 시행한다.
⑤ 고지방 식이를 권장한다.

18 당뇨 환자의 검사상 이상소견으로 간호중재가 필요한 상태는?

① 공복혈당 99mg/dl
② 당화혈색소 9%
③ 혈장 포도당 농도 120mg/dl
④ 식후 혈당 115mg/dl
⑤ 사구체 여과율 120ml/min

Answer. 13.④ 14.⑤ 15.③ 16.④ 17.④ 18.②

19 지혈과 응고에 대한 설명으로 옳지 않은 것은?

① 피브리노겐은 트롬빈에 의해 골수에서 피브린으로 중합된다.
② 혈관내피세포 손상 시 혈관의 경련성 수축으로 손상된 혈관으로의 혈류가 감소한다.
③ 혈소판은 손상된 내피세포 표면에 유착해 혈소판 응괴를 형성한다.
④ 프로트롬빈은 응고인자, 칼슘이온, 인지질에 의해 트롬빈으로 전환된다.
⑤ 응고된 혈전은 혈전 용해 기전을 통해 용해된다.

20 골절 환자의 급성 통증 정도가 10점 만점에서 9점일 때 나타나는 생리적인 반응은?

① 호흡수 감소
② 장운동 감소
③ 맥박수 감소
④ 동공 수축
⑤ 혈당 수치 감소

21 예방접종을 통해 얻게 되는 면역의 종류는?

① 자연능동면역
② 인공능동면역
③ 인공수동면역
④ 자연수동면역
⑤ 비특이면역

22 과민반응에 대한 설명으로 옳은 것은?

① 지연성 과민반응은 항체가 관여한다.
② 아나필락틱 과민반응은 24시간 후에 발현된다.
③ 전신성 홍반루푸스, 류마티스 관절염도 과민반응에 해당된다.
④ 면역복합체성 과민반응은 IgE 항체에 의해 매개된다.
⑤ 세포성 과민반응은 즉시 나타난다.

23 B형간염 보균자의 혈액검사 결과로 알맞은 것은?

① HBeAg 양성, HBsAb 음성
② HBeAg 음성, HBsAb 양성
③ AST/ALT 상승
④ 빌리루빈 상승
⑤ INR 상승

24 바이러스 감염에 의해 제7뇌신경이 손상될 경우 나타나는 증상은?

① 혀편위
② 후각상실
③ 연하곤란
④ 어깨처짐
⑤ 안면마비

Answer. 19.① 20.② 21.② 22.③ 23.① 24.⑤

25 검진을 위해 병원을 방문한 갱년기 여성의 생식기 검진 시 옳은 변화는?

① 요도 pH 증가
② 질내 pH 감소
③ 질 긴장도 증가
④ 질 분비물 증가
⑤ 골반저부근육 강화

26 완경 후 나타날 수 있는 변화가 아닌 것은?

① 골밀도 저하
② 자율신경계 불안정
③ 혈중 칼슘 농도 증가
④ 에스트로겐 분비 저하
⑤ 인히빈 분비 저하

27 임신 23주인 임부가 산전관리를 위해 외래를 방문하였다. 자궁저부의 정상적인 높이는?

① 제와 부위
② 검상돌기 부위
③ 제와 아래 1cm
④ 치골결합과 제와 사이
⑤ 골반강 부위

28 난관조영술을 위해 내원 예정인 불임여성의 시술시기로 적당한 것은?

① 월경기
② 배란 예정일
③ 월경 후 2 ~ 3일
④ 배란 후 일주일 이내
⑤ 항생제 복용 직후

29 분만 후 백색오로가 6주 이상 지속되는 산모 상태에 대한 설명으로 옳은 것은?

① 질 내 상처가 회복중이다.
② 자궁내막에 염증이 발생했다.
③ 태반부착 부위가 회복되고 있다.
④ 자궁강 내 태반조직이 잔류해 있다.
⑤ 출혈량이 줄어들고 있다.

30 많은 월경량과 생리통을 호소하는 환자 사정 시 자궁 크기가 커져 있고 hCG 검사에서 음성이 나왔을 때 의심할 수 있는 질병은?

① 포상기태
② 자궁선근증
③ 자궁경부암
④ 자궁내막암
⑤ 자궁내막증식증

Answer. 25.① 26.③ 27.① 28.③ 29.② 30.②

31 태아 혈액순환에 대한 설명으로 옳은 것은?

① 동맥관은 폐동맥과 아래대정맥 사이에 있다.
② 모체혈관과 태아 혈관은 직접 연결되어 있다.
③ 제대혈관은 1개 동맥, 2개 정맥으로 되어 있다.
④ 난원공은 출생 4일 이내에 기능적 폐쇄한다.
⑤ 폐동맥 혈액은 동맥관을 통해 대동맥으로 흐른다.

32 신생아의 상태 파악을 위해 apgar 점수를 측정할 때 관찰항목이 아닌 것은?

① 심박수
② 피부색
③ 손목 굴곡
④ 호흡노력
⑤ 근긴장도

33 출생 시 재태기간 37주 이전에 태어난 미숙아의 특징은?

① 태지가 많다.
② 귀 연골이 부드럽다.
③ 머리가 몸보다 작다.
④ 몸과 머리에 털이 없다.
⑤ 피부는 어둡고 탁한 색을 띤다.

34 12개월 된 아동이 1분 정도 사지가 뻣뻣해지며 침을 흘리고 안구가 위쪽으로 돌아가는 증상이 있어 응급실에 내원하였다. 내원 시 활력징후는 혈압 101/66mmHg, 맥박 158회/분, 호흡 30회/분, 체온 38.9℃이었다. 필요한 간호중재로 옳지 않은 것은?

① 의식 회복을 위해 자극을 제공한다.
② 경련과 탈수 증상을 사정한다.
③ 미온수 마사지를 시행한다.
④ 침상난간을 올려 안전한 환경을 제공한다.
⑤ 경련 발생 시간과 양상을 정확히 관찰하여 기록한다.

35 임신 30주에 1.3kg로 태어난 미숙아가 호흡곤란 증후군으로 일주일 동안 산소요법을 받을 때 주의 깊게 살펴야 하는 사항은?

① 산소 공급 시간
② 산소 공급 방법
③ 산소 농도 모니터링
④ 산소 공급 시 호흡 수
⑤ 산소 공급 시 체온

36 10대 남자아이가 철봉에서 떨어져 좌측 대퇴 골절을 입었다. 한쪽은 부러지고 한쪽은 구부러진 불완전한 골절 상태는?

① 횡골절
② 개방 골절
③ 경사 골절
④ 생나무 골절
⑤ 나선 골절

Answer. 31.⑤ 32.③ 33.② 34.① 35.③ 36.④

37 치매 환자의 인지기능 향상을 위한 간호중재는?

① 자주 잊어버리는 일을 하나하나 되짚어준다.
② 자주 사용하는 물건은 항상 같은 자리에 둔다.
③ 환자 내원 시 새로운 간호사가 간호할 수 있도록 배려한다.
④ 환자 기억력 향상을 위해 집안 가구 배치를 자주 바꾼다.
⑤ 환자의 태도에 따라 다양한 대응법을 사용한다.

38 전신마취 후 맹장수술을 한 40대 환자가 밤에 잠도 못 자고 중얼거리며 간호사도 알아보지 못한다. 환자에게 적합한 진단은?

① 적응장애
② 회상성 조작
③ 자가 간호 결핍
④ 사고과정의 변화
⑤ 수면양상 장애

39 두통, 소화장애, 근육강직과 함께 한 달 이상 수면장애를 호소하며 병원을 찾은 환자가 신체검사상 아무런 문제가 없을 때 내릴 수 있는 진단은?

① 기면병
② 수면발작
③ 폐쇄수면무호흡증
④ 수면 중 경악장애
⑤ 일차성 수면장애

40 〈보기〉에 제시된 상황을 통해 대상자의 질환으로 추정할 수 있는 것은?

―――――――― 보기 ――――――――
30대 남성 A 씨는 자신이 무조건 성공할 것이라는 과대한 자신을 갖고 대출을 받아 주식에 무리하게 투자하였다. A 씨는 평소보다 말이 많고 빨랐으며, 잠을 거의 자지 않고 과다하게 활동하는 모습을 보였다. 이러한 기간은 약 2주간 지속되었다. 이는 피로를 호소하며 과도하게 수면을 취하거나 우울함을 호소하던 A 씨의 평소 모습과 현저히 대조적이었다.

① 순환성 기분장애(cyclothymic disorder)
② Ⅰ형 양극성 장애(bipolar Ⅰ disorder)
③ Ⅱ형 양극성 장애(bipolar Ⅱ disorder)
④ 주요우울장애(major depressive disorder)
⑤ 파괴적 기분조절부전장애(disruptive mood dysregulation disorder)

41 지남력 장애를 가진 노인이 병동에 입원하였다. 해당 환자가 자신의 병실을 나선 후 어디로 가야할지 몰라 복도를 서성거리며 배회하는 상황이 자주 포착되는 경우 적절한 간호중재는?

① 보호자가 옆에 함께 있게 한다.
② 안전을 위해 밤 시간엔 억제대를 적용한다.
③ 쉽게 읽을 수 있는 표지판 등으로 방의 위치를 표시한다.
④ 환자가 혼란을 가라앉히고 안정할 수 있도록 시간을 준다.
⑤ 가능한 한 병실 밖으로 이동하지 않도록 권고한다.

42 자유방임형 보건의료전달체계의 특징은?

① 의료비가 저렴하다.
② 의료의 질이 저하된다.
③ 의료인의 재량권이 적다.
④ 국가의 통제가 최소화된 형태이다.
⑤ 의료기관의 경쟁이 완화된다.

Answer. 37.② 38.④ 39.⑤ 40.② 41.③ 42.④

43 닭이나 오리 등이 AI 바이러스에 감염되어 가금류를 살처분하고 전국적으로 이어지는 피해가 발생하는 재난 유형은?

① 자연재난
② 인적재난
③ 특수재난
④ 환경재난
⑤ 사회적 재난

44 첫째 아이를 분만 후 1개월째 모유수유를 하는 여성에게 지역사회간호사가 권하는 적절한 피임방법은?

① 체외사정
② 정관수술
③ 난관결찰술
④ 자궁 내 장치
⑤ 경구피임약

45 사업장 내에서 인화성 물질을 다루기 위해 원격조정 장치를 설치하였다. 이에 해당하는 작업환경 관리의 기본원리는?

① 공정변경
② 시설변경
③ 물질격리
④ 시설격리
⑤ 행정적 관리

46 충수돌기염 환자가 병원에 입원하여 수술 후 3일째에 미리 책정된 일정액의 진료비를 지불하고 퇴원하였다. 이때 사용된 지불제도는?

① 인두제
② 포괄수가제
③ 총액계산제
④ 행위별수가제
⑤ 일당정액제

47 결핵약의 부작용에 대한 주의를 누락하여 환자가 청력장애가 발생한 경우 간호사가 위반한 법적 의무는?

① 설명 및 동의의무
② 주의의무
③ 확인의무
④ 비밀유지의무
⑤ 기록의무

48 병원 내 감염을 예방하기 위하여 모든 의료인과 환자에게 필요한 지침은?

① 표준주의
② 비말주의
③ 접촉주의
④ 공기주의
⑤ 보호격리

49 간호사에게 업무 분담 시 수간호사가 고려할 사항은?

① 부서 내 분담된 업무는 간호사에게 과중한다.
② 간호사에게 권한 위임 시 책임도 위임됨을 안다.
③ 상부에서 하부로 연쇄적 위임이 이루어지도록 한다.
④ 균형 있는 발전을 위해 모두 동일한 업무를 분담한다.
⑤ 빠른 적응을 위해 신규 간호사에게는 더 많은 업무를 분담한다.

50 간호조직 통솔범위의 원리는?

① 비전문적 업무일수록 관리 범위가 넓어진다.
② 계층수가 많으면 많을수록 관리 범위가 넓어진다.
③ 부하직원의 자질이 충분하면 관리 범위는 좁아진다.
④ 창의성이 요구되는 업무일수록 관리의 범위는 좁아진다.
⑤ 권한과 책임이 명확할수록 관리 범위는 좁아진다.

Answer. 43.⑤ 44.④ 45.④ 46.② 47.① 48.① 49.③ 50.④

제 04 회 실력평가 모의고사

1 피부의 기능이 아닌 것은?

① 보호 기능
② 체온조절 기능
③ 감각지각 기능
④ 비타민C 합성
⑤ 노폐물 배설

2 수술 후 병동으로 옮겨진 대상자의 간호중재는?

① 배액량이 많을 경우 배액관을 더 자주 비워준다.
② 가능한 한 움직이지 않도록 권고한다.
③ 심호흡 시에는 흉식호흡을 하도록 교육한다.
④ 체온이 높게 측정될 경우 수술 부위 감염 징후가 의심되므로 주치의에게 알린다.
⑤ 수술을 마치고 병동으로 돌아온 후 1시간 동안은 활력징후를 15분 간격으로 잰다.

3 맥박이 없는 심실빈맥 환자에게 최우선적으로 시행되어야 할 간호는?

① 인공심박동기 삽입
② 100% 산소 공급
③ 심혈관조영술 시행
④ 제세동 실시
⑤ 체위 조정

제한시간 50분

정답 문항 수 : [/ 50문항]
총 소요 시간 : [분   초]

4 울혈성 심부전 환자에게 급성 폐수종이 생겼을 때의 간호중재는?

① 흉식호흡을 교육한다.
② 강심제 복용을 중단한다.
③ 앙와위로 안정을 취한다.
④ 기관지 확장제를 투여한다.
⑤ 수분 섭취량을 늘린다.

5 성인 남성 환자 혈액검사 결과의 정상수치는?

① Hb 11g/dl
② PLT 100,000/mm^3
③ Cr 1.0mg/dl
④ WBC 15,500/mm^3
⑤ HCT 28%

6 진성적혈구증 환자에게 물 섭취를 권장하는 이유는?

① 출혈예방을 위해서
② 감염예방을 위해서
③ 골수기능 억제를 위해서
④ 혈액 점도를 낮추기 위해서
⑤ 원활한 혈당 조절을 위해서

Answer.   1.④ 2.⑤ 3.④ 4.④ 5.③ 6.④

7 감염 예방을 위해 격리하는 백혈병 환아의 혈액검사상 수치가 감소된 백혈구는?

① 호산구
② 호중구
③ 혈소판
④ 림프구
⑤ 호염기구

8 다발성 골수종 환자의 신장 손상이 의심될 때 검사에서 나타나는 소견은?

① 칼슘 저하
② 요산 증가
③ 혈소판 증가
④ 적혈구 증가
⑤ 요비중 증가

9 만성 신우신염 환자의 간호중재는?

① 통목욕을 시행한다.
② 하루 2L 물을 섭취한다.
③ 고혈압 조절은 의미가 없다.
④ 항문과 질의 청결을 유지한다.
⑤ 고단백식을 권고한다.

10 신장이식 후 면역억제제를 투여 중인 환자에게 나타날 수 있는 요로감염 증상은?

① 혈압 하강
② 다뇨
③ 핍뇨
④ 혼탁뇨
⑤ 저체온증

11 원위부 상박골 골절상태에서 적용할 수 있는 일반적인 석고붕대의 종류는?

① 단상지 석고
② 장상지 석고
③ 단하지 석고
④ 원통형 석고
⑤ 상박현수 석고

12 항암제를 투여받는 환자의 구내염 예방을 위한 간호중재로 옳은 것은?

① 알코올이 첨가된 구강액을 사용한다.
② nystatin 구강 현탁액 사용을 금한다.
③ 증상이 나타나면 구강간호를 최소화한다.
④ 통증이 심하면 생리식염수로 구강을 헹군다.
⑤ 뜨거운 물로 자주 입안을 헹군다.

Answer. 7.② 8.② 9.④ 10.④ 11.② 12.④

13 수면 무호흡증의 간호로 올바르지 않은 것은?

① 중추성 수면 무호흡증은 중추신경계의 기능 항진으로 발생한다.
② 폐쇄성 수면 무호흡증은 혀와 연구개가 뒤쪽 아래로 내려가면서 공기흐름이 차단된다.
③ 폐쇄성 수면 무호흡증이 지속되면 만성저산소혈증이 초래될 수 있다.
④ 체중 감소, 수면자세 조정, 약물치료를 시행한다.
⑤ 수면 시 측위를 유지하도록 교육한다.

14 호스피스 병동에 입원한 말기암 환자의 영양공급을 위한 간호중재는?

① 식사 후 바로 눕도록 한다.
② 가능하면 혼자 식사하도록 한다.
③ 소량씩 자주 섭취하도록 한다.
④ 섬유질이 적은 음식을 제공한다.
⑤ 식사 전후의 구강간호는 지양한다.

15 두개내압 상승 시 증상으로 올바르지 않은 것은?

① 빈맥
② 맥압 증가
③ 의식수준 저하
④ 체인스톡 호흡
⑤ 고정된 동공

16 길랑 – 바레 증후군의 증상이 아닌 것은?

① 연하곤란
② 하행성 마비
③ 운동실조증
④ 심부건 반사 증가
⑤ 기능적 실명

17 류마티스성 심질환과 관련 있는 균은?

① 황색 포도상구균
② 클라미디아균
③ 헤모필루스균
④ 녹농균
⑤ A군 베타 용혈성 연쇄상구균

18 당뇨로 인해 약물치료를 받고 있는 환자의 간호중재는?

① 정기적으로 폐기능 검사를 모니터링한다.
② 혈당이 70mg/dL 이하일 경우 보고한다.
③ 수면 중 인슐린 최대 효과가 나타나도록 계획한다.
④ 인슐린을 투여하는 주사부위는 항상 동일해야 한다.
⑤ 저혈당 증상이 있으면 즉시 단백질 보충제를 섭취한다.

Answer. 13.① 14.③ 15.① 16.④ 17.⑤ 18.②

19 볼크만 허혈성 구축의 증상이 아닌 것은?

① 요골맥박이 측정되지 않는다.
② 손이나 손가락의 온도는 정상이다.
③ 주관절이나 전박의 골절로 인해 발생한다.
④ 구축이 발생하면서 신경 손상이 동반된다.
⑤ 상지석고붕대에서 순환부전으로 구획증후군이 나타난다.

20 관절 흡인의 목적은?

① 관절 파괴
② 관절 감염 규명
③ 관절 직접 관찰
④ 관절강 압력 증진
⑤ 관절 연골 강화

21 요통을 예방하기 위한 간호중재는?

① 복위로 눕는다.
② 복근 강화 운동을 한다.
③ 푹신한 침구를 사용한다.
④ 물건을 들 경우 허리를 구부린다.
⑤ 허리 보호대를 항상 착용한다.

22 눈에 화학물질이 들어가 응급실을 내원한 환자의 응급처치는?

① 연고 도포
② 산동제 투여
③ 중화제 투여
④ 안 세척 실시
⑤ 항생제 투여

23 중이염 환자의 감염이 내이염으로 진행되었을 때 나타나는 증상은?

① 비루
② 이루
③ 코막힘
④ 인두통
⑤ 평형이상

24 대상포진의 특징으로 옳은 것은?

① 대칭적으로 병변이 발생한다.
② 항히스타민제의 복용을 금한다.
③ 진통제나 해열제의 복용은 금지한다.
④ 합병증으로 신경통, 안면마비 등이 발생할 수 있다.
⑤ varicella – zoster virus에 의한 질환으로 전염 위험이 없다.

Answer. 19.② 20.② 21.② 22.④ 23.⑤ 24.④

25 매독균에 감염된 임산부의 특징은?

① 선천성 기형과 관련 없다.
② 증상이 사라지면 괜찮다.
③ 임신 5개월 이내에 치료한다.
④ 매독균은 태반을 통과하지 못한다.
⑤ 1기에는 매독성 궤양과 고무종이 나타난다.

26 태아 심박동 변화와 원인이 옳게 연결된 것은?

① early deceleration : 저혈압
② late deceleration : 아두 압박
③ brachycardia : 초기 저산소증
④ variable deceleration : 제대압박
⑤ fetal tachycardia : 태반 혈류 증가

27 출산 후 산모의 자궁저부 양상과 위치에 대한 설명은?

① 치골결합 바로 위에 위치
② 단단하고 치골결합 아래에 위치
③ 부드럽고 제와부 바로 위에 위치
④ 부드럽고 제와부 2cm 아래 위치
⑤ 단단하고 제와부 2cm 아래 위치

28 무통성 다량의 선홍색 질 출혈을 호소하는 임신 36주 산모가 응급실에 내원하였다. 산모에게 바로 수행해야 하는 처치는?

① 처방에 따른 자궁수축제를 투여한다.
② 산모의 활동량을 늘리도록 격려한다.
③ 응급상황으로 바로 자연분만을 시도한다.
④ 태아전자감시기로 태아의 심박동을 확인한다.
⑤ 양상 확인을 위해 내진을 시행한다.

29 출산 2일 후 산모의 체온이 39℃일 때 의심할 수 있는 질병은?

① 골반염
② 산후 감염
③ 자궁내번증
④ 자궁퇴축부전
⑤ 요정체

30 현재 임신 30주이며, 유산 2회 후 쌍둥이 분만 경험이 있는 산모의 산과력은?

① gravida 2, para 1
② gravida 3, para 1
③ gravida 3, para 2
④ gravida 4, para 1
⑤ gravida 4, para 2

Answer. 25.③ 26.④ 27.⑤ 28.④ 29.② 30.④

31 식도폐쇄로 인한 위루술 시행 후 위루영양을 하는 영아에게 노리개 젖꼭지를 물리는 이유는?

① 역류 예방을 위해
② 위 운동 증진을 위해
③ 흡인을 예방하기 위해
④ 빠는 욕구를 충족시키기 위해
⑤ 위루관의 위치를 고정하기 위해

32 3세 남아가 밤중에 컹컹하는 기침과 호흡곤란을 호소하여 응급실에 왔다. 환아 사정 시 호흡수 40회/분, 체온 37.0℃, 약간의 흉부함몰이 있을 때 간호중재는?

① 격리방법을 적용한다.
② 후두부종 감소를 위해 온찜질을 제공한다.
③ 환아 주변 환경을 건조하게 유지하도록 한다.
④ 기침악화나 통증 시 차가운 습기를 제공한다.
⑤ 에피네프린 사용을 금지한다.

33 생후 10일 된 신생아가 모유수유 시 자주 구토를 하는 이유는?

① 빠른 연동운동으로 인한 증상이다.
② 적은 위 용적으로 인한 증상이다.
③ 위산 분비 과다로 인한 증상이다.
④ 소화효소 부족으로 인한 소화장애 증상이다.
⑤ 분문 조임근 발달이 미숙하기 때문에 나타나는 증상이다.

34 편도선 절제술을 한 아동에게 제공할 수 있는 간호중재는?

① 빨대 사용을 권장한다.
② 머리를 낮춰 질식을 예방한다.
③ 차가운 얼음목도리를 적용한다.
④ 기침을 격려하여 분비물 배액을 촉진한다.
⑤ 수분 섭취를 제한한다.

35 류마티스열 환아에게 아스피린을 투여했을 때 나타날 수 있는 부작용은?

① 오심, 구토, 이명
② 탈모, 발진, 오심
③ 설사, 두통, 부종
④ 구토, 변비, 두통
⑤ 경련, 청색증, 호흡곤란

36 류마티스열의 원인으로 옳은 것은?

① 약물 알레르기
② 덥고 습한 기후
③ 페니실린 투약 부작용
④ 연쇄상구균성 호흡기감염
⑤ 호르몬 변화

Answer. 31.④ 32.④ 33.⑤ 34.③ 35.① 36.④

37 다음 중 인지행동치료에 대한 설명으로 적절한 것은?

① 인지행동치료의 목표는 장기적이다.
② 부적응 행동의 원인에 관심을 갖고 접근한다.
③ 치료적 환경을 제공하는 데에 초점을 둔다.
④ 부적응 행동을 다루는 다양한 치료방법들을 지칭한다.
⑤ 자유연상과 꿈 분석을 주요 기법으로 사용한다.

38 우울증으로 내원한 환자가 약을 일주일째 복용 중임에도 기분이 나아지지 않는다며 환불을 요구할 때 간호사의 치료적 반응은?

① "우울증 치료제의 약효는 한 달 이상 꾸준히 복용하며 기다려야 나타납니다."
② "제가 보기에는 저번보다 기분이 나아 보이시는걸요?"
③ "사정은 딱하지만 약을 환불해드릴 수는 없어요."
④ "약을 복용해도 기분이 달라지지 않아 걱정하고 계시는군요."
⑤ "일주일밖에 안 드셨으면서 효과가 없다고 하는 건 너무 성급하세요."

39 에릭슨의 정신사회적 발달 이론 중 노년기의 과업인 통합이 가장 잘 이루어진 것은?

① "내가 죽을 때, 나의 전 재산을 사회에 환원할 생각이에요."
② "그동안 바빠서 도전하지 못했던 일들을 지금부터 해보려고 합니다."
③ "힘든 일도 많았지만 전 늘 최선을 다해서 살아왔어요. 제 삶에 만족합니다."
④ "요즘 노숙자 쉼터에서 급식봉사를 하고 있어요. 아주 보람찹니다."
⑤ "아직 이루고 싶은 것들이 많아요. 더 성공할 방법을 찾을 겁니다."

40 수능을 한 달 앞둔 대상자는 종종 예기치 못한 급작스러운 흉통과 심계항진, 죽을 것 같은 공포, 질식할 것 같은 느낌을 호소하며 해당 증상이 수능 시험장에서도 나타날까 봐 지속적으로 염려하고 있다. 대상자가 겪고 있는 질환에 대한 설명으로 옳은 것은?

① 지속적 치료를 위해 benzodiazepines가 사용된다.
② 특정 대상이나 상황에 노출될 때만 증상이 나타난다.
③ 홍수요법, 체계적 둔감법 등으로 원인을 제거할 경우 도움이 된다.
④ 자신이나 타인에게 해를 가할 수 있으므로 즉각적인 중재가 필요하다.
⑤ 낯선 사람과 함께 있거나 다른 사람이 자신을 쳐다볼 경우 나타나는 두려움이다.

41 입원한 환자가 약물투약을 강하게 거부하며 "날 바보로 만들려는 속셈이죠?"라고 외치고 있다. 이 상황에서 가장 먼저 시행해야 하는 간호중재는?

① 구강 투여하는 약제일 경우 대체 가능한 주사제로 변경한다.
② 약물을 복용하지 않을 시 발생할 수 있는 위험을 설명한다.
③ 투여를 중단하고 환자가 안정을 되찾을 수 있도록 한다.
④ 행동화 시 설정된 regimen에 따라 행동을 제한할 수 있음을 말한다.
⑤ 약을 음식에 섞어서 자연스럽게 투약할 수 있도록 한다.

42 지역사회에서 병원으로 환자를 의뢰할 때 지역사회간호사가 주의해야 할 사항은?

① 개인보다 집단으로 의뢰한다.
② 의료진 단독으로 의뢰여부를 결정한다.
③ 의뢰 직전 대상자의 상태를 다시 확인한다.
④ 의뢰 후 대상자에게 의료기관에 대해 설명한다.
⑤ 필요한 정보는 의료기관에 직접 구술하여 전달한다.

Answer. 37.④ 38.④ 39.③ 40.④ 41.③ 42.③

43 Duvall의 가족 발달 단계에서 진수기 가족의 발달과업은 무엇인가?

① 부부관계의 재조정
② 자녀들의 사회화
③ 세대 간 충돌 대처
④ 은퇴에 대한 대처
⑤ 생활수준 향상

44 지역사회 주민의 관심과 목표에 따라 유동적으로 변화하며 동일한 목적달성을 위해 노력하는 공동체는?

① 대면 공동체
② 구조적 지역사회
③ 기능적 지역사회
④ 특수흥미 공동체
⑤ 소속 공동체

45 우리나라의 건강보험 중 공공부조에 해당하는 것은?

① 산재보험
② 의료급여
③ 노인돌봄
④ 국민건강보험
⑤ 보건소 진료서비스

46 나이팅게일의 간호이념으로 올바르지 않은 것은?

① 환경은 모든 측면에 영향을 미친다.
② 인간은 질환에 대한 회복능력을 가지고 있지 않다.
③ 개인의 역량을 최대한 발휘하여 안녕을 유지하는 것이 건강이다.
④ 간호사는 치유과정을 통해 개인을 돕는다.
⑤ 간호의 목적은 환경을 조절하여 치유를 돕는 것이다.

47 간호관리에서 기획의 원칙 중 경제성의 원칙과 관련 있는 설명으로 옳은 것은?

① 간결하고 명료하게 표현해야 한다.
② 최소비용으로 최대효과를 얻기 위해 자원을 활용하는 것이다.
③ 예산에 차질이 생기지 않도록 사전에 준비한다.
④ 정당한 이유에 근거를 두고 꼭 필요한 것이어야 한다.
⑤ 관리가 행해지는 환경이 유동적이므로 이에 대처할 수 있어야 한다.

48 목표관리(MBO)에서 효과적인 목표의 조건이 아닌 것은?

① 직원의 목표가 조직의 목표와 연계되어야 한다.
② 정기적으로 평가되고 필요시 조정 가능해야 한다.
③ 결과를 달성하기 위한 구체적인 행동계획이 포함된다.
④ 측정 가능하고 구체적인 기준을 가져야 한다.
⑤ 결과보다는 행위 중심적으로 서술한다.

49 제한된 의료상황에서 누구를 먼저 치료하느냐 하는 문제와 관련된 윤리원칙으로 옳은 것은?

① 자율성 존중의 원칙
② 악행금지의 원칙
③ 무해성의 원칙
④ 정의의 원칙
⑤ 선행의 원칙

50 간호관리의 효율성을 제고하기 위하여 인적자원을 계획 및 확보, 활용, 유지, 보전, 개발하는 단계에 해당되는 것은?

① 기획
② 조직
③ 인사
④ 통제
⑤ 지휘

Answer. 43.① 44.③ 45.② 46.② 47.② 48.⑤ 49.④ 50.③

제 05 회 실력평가 모의고사

1 A 씨는 계단에서 미끄러져 무릎에 좁고 깊게 패인 상처를 입었다. 이러한 상처의 사강을 줄이기 위하여 사용 가능한 드레싱으로, 삼출물을 잘 흡수하며 지혈작용을 하여 상처 회복을 돕는 드레싱은?

① 칼슘 알지네이트 드레싱
② 하이드로 콜로이드 드레싱
③ 하이드로 겔 드레싱
④ 투명 필름 드레싱
⑤ 거즈 드레싱

2 쿠싱증후군의 증상으로 옳은 것은?

① 상체 중심성 비만
② 저혈압
③ 체모 소실
④ 골밀도 증가
⑤ 칼륨 증가

3 호흡계 질환 환자 교육에서 강조해야 하는 부분은?

① 인플루엔자 백신 접종을 되도록 하지 않는 것이 중요하다.
② 항생제는 증상이 호전되면 즉시 중단한다.
③ 이미 진행된 질환에 흡연은 큰 영향을 미치지 않는다.
④ 최대한 환기하지 않고 집안에 머문다.
⑤ 강제호기 운동의 중요성을 설명한다.

4 심혈관계 약물치료 대상 환자에게 시행하는 간호중재가 아닌 것은?

① 투약 직후 통증이 감소하면 움직임을 늘려 활동량을 높이도록 권고한다.
② 유기질산염을 정맥주사 또는 설하투여할 경우 심전도 모니터링을 자주 해야 한다.
③ 의식수준의 변화가 있을 시 담당의사에게 보고해야 한다.
④ 주기적으로 활력징후를 모니터링한다.
⑤ 약물 투여 시 심첨 맥박을 측정한다.

5 건성 흉막염의 증상으로 옳지 않은 것은?

① 고열
② 흉통
③ 흡기 시 통증 완화
④ 전신 쇠약감
⑤ 얕고 빠른 호흡

6 승모판 폐쇄부전증 환자의 증상이 아닌 것은?

① 심계항진
② 심실세동
③ 수축기 잡음
④ 발작성 야간 호흡곤란
⑤ 피로와 허약감

Answer. 1.① 2.① 3.⑤ 4.① 5.③ 6.②

7 뇌하수체 전엽에서 분비되는 호르몬은?

① 인슐린
② 옥시토신
③ 에피네프린
④ 부신피질 자극 호르몬
⑤ 멜라토닌

8 항이뇨호르몬 부적절 분비증후군(SIADH) 환자의 특징적인 증상은?

① 부종
② 고삼투증
③ GFR 감소
④ 식욕 증가
⑤ 저나트륨혈증

9 신 결석 치료를 위해 체외충격파 쇄석술을 받은 환자에게 나타날 수 있는 합병증은?

① 핍뇨
② 혈뇨
③ 당뇨
④ 두통
⑤ 서맥

10 신장이식 환자에게 나타날 수 있는 초급성 거부반응의 증상은?

① 설사
② 무뇨
③ 케톤뇨
④ 체온 하강
⑤ 호흡곤란

11 간염 환자의 식이 간호중재로 옳지 않은 것은?

① 저지방, 고탄수화물 식이
② 거친 음식 제한
③ 저녁에 영양이 더 많은 식사 제공
④ 수분 섭취 제한
⑤ 알코올 섭취 금지

12 우리 몸의 뼈 길이 성장을 담당하는 성장판이 포함되어 있는 부위는?

① 골막
② 골단
③ 골간
④ 골단판
⑤ 골수강

Answer.　7.④　8.⑤　9.②　10.②　11.③　12.④

13 견인환자의 신경혈관계 손상예방을 위한 간호중재가 아닌 것은?

① SMC(감각운동순환)를 사정한다.
② 감각의 약화나 상실이 발견되면 압력을 조금 더 주어 다시 감는다.
③ 발에 부종이 나타나면 강한 조임이 있는지 확인한다.
④ 비골신경 마비가 관찰되면 손상된 발의 배굴을 확인한다.
⑤ 침상에서 다리를 심장보다 더 높게 올리지 않는다.

14 무릎 아래 절단을 시행한 환자의 3일 후 체위로 옳은 것은?

① 자주 좌위를 취해준다.
② 하루 2~3회 복위를 취해준다.
③ 취침 시 절단부 아래 베개를 받쳐 준다.
④ 다리 중간에 베개를 끼워 외전상태를 유지한다.
⑤ 절단부를 위로 하여 반좌위 자세를 유지한다.

15 중년기 발달과업에 대한 설명으로 옳은 것은?

① 삶을 통합하는 시기이다.
② 빈둥지 증후군을 경험한다.
③ 체력 감소에 대해 적응한다.
④ 동년배 집단 애착을 가진다.
⑤ 삶의 형태를 수립한다.

16 노화이론 중 혈관이 굳고, 피부 탄력 상실을 설명하는 이론은?

① 소모이론
② 축적이론
③ 유전자이론
④ 교차연결이론
⑤ 자가면역이론

17 혈액요소에 대한 설명으로 옳은 것은?

① 백혈구는 골수에서 생성되며 reticulocyte 형태로 정맥을 통해 혈류에 유입된다.
② 적혈구는 과립의 존재 유무에 따라 과립구와 무과립구로 나뉜다.
③ 혈장은 지혈과 혈전형성 기능을 담당한다.
④ 혈소판은 다핵세포의 분화과정을 통해 생성되며 간의 thromboprotein에 의해 조절된다.
⑤ 혈소판은 혈압 및 체온 유지, 혈액 응고 방지 등의 기능을 수행한다.

18 당뇨에 관한 설명으로 옳은 것은?

① 혈당이 높아진 경우 글루카곤이 분비된다.
② 혈당이 낮아진 경우 인슐린이 분비된다.
③ 췌장의 베타세포 파괴로 인슐린 분비가 불가한 것이 제1형 당뇨병이다.
④ 인슐린이 분비되지 않아 이를 활용할 수 없는 것이 제2형 당뇨병이다.
⑤ 고혈당 상태에서는 혈액 속 포도당이 감소하여 세포 내 에너지가 부족해진다.

Answer. 13.② 14.② 15.② 16.④ 17.④ 18.③

19 피부이식을 받은 환자에 대한 설명으로 옳은 것은?

① 이식부위 협착 예방을 위해 자주 움직여준다.
② 자가이식의 경우 피부 채취부위 소독은 금한다.
③ 피부이식편이 붉어지면 생착 실패이므로 즉시 제거한다.
④ 동종이식의 경우 사체 사망 48시간 이내에 이식한다.
⑤ 이식 후 감염 예방을 위해 드레싱 부위를 관찰한다.

20 세포내액량의 과다를 초래할 수 있는 가장 흔한 원인은?

① 저삼투성 용액을 정맥으로 과다 투여할 때
② 이뇨제 과량 복용
③ 교질삼투압의 감소
④ 과다한 물 관장
⑤ 고혈당

21 여성 유방 종양에 대한 설명으로 옳지 않은 것은?

① 섬유샘종은 양성 종양으로 주위 경계가 분명하다.
② 섬유샘종은 20대와 30대에서 주로 발생한다.
③ 유방암은 침윤성 관암이 임상적으로 예후가 가장 좋다.
④ 유방암은 40대와 50대에서 주로 발생하는 악성 종양이다.
⑤ 관내유두종은 유두관 내의 상피세포가 유두상으로 증식하는 악성 종양이다.

22 위식도 역류질환에 대한 설명으로 옳지 않은 것은?

① 하부식도괄약근의 기능부전, 식도열공탈장으로 위의 내용물이 역류한다.
② 산성의 위 내용물은 하부식도의 점막, 점막하층을 손상시킨다.
③ 역류로 인한 염증으로 형성된 반흔은 식도를 확장시킨다.
④ 바레트식도는 이형성단계를 거쳐 식도선암으로 진행될 수 있어 주기적인 검진이 필요하다.
⑤ PPI나 H2 수용체 차단제를 사용하여 위산 분비를 감소시킬 수 있다.

23 위장관의 주요 호르몬 종류와 생리적 작용으로 바르게 짝지어지지 않은 것은?

① 가스트린(gastrin) : 위산과 위액분비를 촉진
② 가스트린(gastrin) : 위 운동성 촉진
③ 콜레시스토키닌(CCK) : 췌액효소 분비
④ 위 억제성 펩티드(GIP) : 인슐린 분비 촉진
⑤ 모틸린(motilin) : 담낭 수축 촉진

24 폐 농양의 원인이 아닌 것은?

① 천식
② 폐렴
③ 결핵
④ 폐 외상
⑤ 외부물질 흡인

Answer. 19.⑤ 20.① 21.③ 22.③ 23.⑤ 24.①

25 철분제를 복용하는 임산부에게 교육할 내용으로 옳지 않은 것은?

① 철분제를 복용하면 변비가 흔하므로 적절한 수분 섭취가 중요하다.
② 비타민C 및 육류 섭취는 철분제의 흡수를 증가시킨다.
③ 철분으로 인해 변이 검거나 진한 녹색이 될 수 있다.
④ 철분 복용은 식후에 흡수가 가장 잘 된다.
⑤ 칼슘 및 카페인 섭취는 피하도록 한다.

26 1시간 전 교통사고로 응급실에 내원한 임신 35주 여성에게 심한 하복부 통증과 질 출혈, 자궁저부가 딱딱하게 만져지는 양상이 있을 때 가장 가능성 높은 진단은?

① 장천공
② 자궁파열
③ 태반조기박리
④ 양수조기파수
⑤ 조기진통

27 분만 개대기 단계에서 나타나는 증상은?

① 경부거상
② 팽륜
③ 태반박리
④ 자궁견축
⑤ 배림 및 발로

28 임신 34주의 산모가 두통, 상복부 통증, 시야 흐림을 호소하며 응급실에 내원하였다. 혈압은 168/112 mmHg이며 단백뇨 2+가 확인되었다. 이 산모에게 우선적으로 시행해야 할 간호중재는?

① 태아 스트레스 완화를 위해 옥시토신을 투여한다.
② 조용하고 어두운 환경에서 안정을 취하도록 한다.
③ 수분 섭취를 증가시켜 혈압을 낮추도록 한다.
④ 머리를 낮추고 다리를 올려 혈류를 증가시킨다.
⑤ 경련 예방을 위해 벤조디아제핀을 1차 약제로 투약한다.

29 분만 중에 자연스럽게 힘이 들어가는 산모에게 시행하는 간호중재는?

① demerol을 투여한다.
② 자궁수축 시 ergot을 투여한다.
③ 느리고 길게 호흡하도록 돕는다.
④ 숨을 내쉬면서 아래쪽에 천천히 힘을 주도록 한다.
⑤ 복부를 압박하여 태아 하강을 촉진한다.

30 자연분만 후 나타나는 오로의 양상에 대한 설명으로 옳은 것은?

① 산후 7일 동안 적색오로가 나온다.
② 수유부보다 비수유부의 오로 양이 적다.
③ 경산부보다 초산부의 오로 양이 더 많다.
④ 제왕절개보다 자연분만 시 오로의 양이 더 많다.
⑤ 오로의 악취는 정상적인 현상이다.

Answer. 25.④ 26.③ 27.① 28.② 29.④ 30.④

31 유아 kawasaki disease 증상이 아닌 것은?

① 발톱주위 상피박리
② 안구결막충혈
③ 관절염
④ 딸기모양 혀
⑤ 경부림프선 종창

32 선천성 갑상샘기능저하증 아동에게서 나타나는 증상은?

① 설사
② 수유 과다
③ 맥박 상승
④ 천문 함몰
⑤ 생리적 황달 지연

33 수두증 환아의 증상은?

① 두피 정맥 축소
② 혈압 상승
③ 안구 돌출
④ 대천문 팽대
⑤ 구토 감소

34 귀 밑이 붓고 고열과 통증을 호소하는 유아에게 시행하는 간호중재는?

① 절대 침상안정한다.
② 해열진통제를 투여한다.
③ 단단한 음식을 제공한다.
④ 고농도 산소를 제공한다.
⑤ 항생제를 투여한다.

35 아동을 간호할 때 아동간호사가 겪을 수 있는 윤리적 딜레마는?

① 선행의 원리
② 정의의 원리
③ 자율성의 원리
④ 무해성의 원리
⑤ 악행금지의 원리

36 신생아의 머리에 봉합선이 넘는 부종이 관찰될 때 해야 하는 간호교육은?

① "긴급 상황으로 즉시 수술해야 합니다."
② "부종 제거를 위한 약물치료를 해야 합니다."
③ "시간이 지나면 흡수되어 저절로 없어질 것입니다."
④ "두개골과 고막 사이 파열된 혈관의 혈액이 고인 것입니다."
⑤ "부종이 심해질 수 있으니 아기의 머리를 자주 감싸 조여주세요."

Answer. 31.③ 32.⑤ 33.④ 34.② 35.③ 36.③

37 양극성 장애를 겪는 환자에게 리튬을 투약하는 경우 해야 하는 간호교육은?

① 투약 전에 신장기능검사를 권한다.
② 모든 식단을 저염식으로 변경한다.
③ 약물의 효과는 즉각적으로 나타난다.
④ 일시적으로 설사와 오심, 구토가 나타날 수 있다.
⑤ 이뇨제를 복용하면 리튬 배설이 촉진되므로 안전하다.

38 성문제로 고민하는 환자와 상담할 때 올바른 간호사의 태도는?

① 지시적인 태도를 유지한다.
② 상담시간은 최대한 짧게 한다.
③ 전문적 용어를 활용하여 설명한다.
④ 관심 있게 경청하고 사무적인 태도로 대한다.
⑤ 개인적인 가치관을 공유하여 공감대를 형성한다.

39 신경성 식욕부진을 진단받은 대상자의 정신역동적 요인은?

① 외상 후 스트레스 반응이 있는 경우
② 강한 성취욕으로 긴장을 늦추지 않고 호전적인 경우
③ 부모님의 심한 과보호적 성향과 적개감이 있는 경우
④ 공격적 욕구의 억압으로 인한 교감신경계 과잉 흥분인 경우
⑤ 갑작스런 불안으로 인한 감정적 스트레스가 있는 경우

40 10년간 지속적으로 음주를 하던 50대 남성이 만취 상태로 입원하였다. 입원 이틀째에 대상자에게 나타날 수 있는 증상이 아닌 것은?

① 빈맥 ② 진전
③ 환청 ④ 불안 및 공포
⑤ 혈압 저하

41 조현병을 진단받고 clozapine을 복용하고 있는 환자의 혈액검사상 WBC가 800씩 감소하는 경우 가장 먼저 해야 하는 간호활동은?

① 체온을 측정한다.
② 항생제를 투여한다.
③ 약물 복용을 중단한다.
④ 인후염 증상을 사정한다.
⑤ 고단백 식이를 제공한다.

42 지역사회간호 사정 단계에서 참여관찰에 대한 설명으로 옳은 것은?

① 주민의 가정을 방문하여 면담한다.
② 지역사회 내 행사에 참여하여 관찰한다.
③ 주민 대상 설문지를 활용해 자료 수집을 한다.
④ 지역 지도자와의 면담을 통해 자료 수집을 한다.
⑤ 수치화된 자료를 얻기 위해 주로 사용된다.

Answer. 37.① 38.④ 39.③ 40.⑤ 41.③ 42.②

43 지역사회 내에서 시행하는 간호사업의 우선순위를 설정하기 위한 BPRS 척도의 공식인 (A + 2B) × C에서 C에 해당하는 것은?

① 경제적 효과
② 사업의 심각도
③ 만성질환 유병률
④ 문제의 크기
⑤ 사업의 추정효과

44 지역사회 내 금연사업을 진행하며 간호사는 흡연자가 금연할 수 있도록 환경을 조성하고 의사결정을 돕기로 하였다. 이때 지역사회간호사의 역할은?

① 옹호자
② 교육자
③ 협력자
④ 변화촉진자
⑤ 연구자

45 실내 공기오염 지표가 되는 것은?

① 산소
② 일산화탄소
③ 이산화탄소
④ 이산화질소
⑤ 질소

46 환자가 입원해서 퇴원할 때까지 발생한 의료비에 대하여 병명마다 정해진 금액을 지불하는 방식으로 알맞은 것은?

① 포괄수가제
② 행위별수가제
③ 간호관리료차등제
④ 상대가치수가제
⑤ 인두제

47 매슬로우의 욕구이론에서 가장 높은 수준의 욕구로 자신의 모든 잠재력과 능력을 인식하고 충족하는 단계에 해당되는 것은?

① 생리적 욕구
② 안전의 욕구
③ 소속과 애정의 욕구
④ 존경의 욕구
⑤ 자아실현의 욕구

48 평가표에서 작성된 평가요소의 결과가 기존과 유사하게 긍정적으로 나타나는 경향은?

① 후광 효과
② 혼 효과
③ 시간적 오류
④ 근접 오류
⑤ 중심화 경향

49 조직의 개념에 대한 설명으로 옳은 것은?

① 혼돈된 상황에 질서를 부여한다.
② 목표달성을 위한 인력자원을 계획한다.
③ 계획이 잘 이루어지는지 확인하는 단계이다.
④ 일정한 규칙을 제정하여 목표를 달성한다.
⑤ 조직 목표에 따라 구성원들이 활동할 수 있도록 한다.

50 일을 제대로 하지 못하는 간호사에게 부서를 옮길 것을 통보한 관리자의 권력은?

① 준거적 권력
② 연결적 권력
③ 강압적 권력
④ 보상적 권력
⑤ 정보적 권력

Answer. 43.⑤ 44.④ 45.③ 46.① 47.⑤ 48.① 49.① 50.③

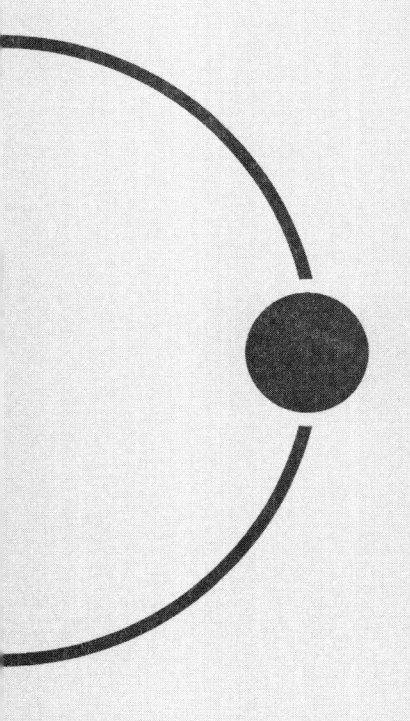

제01회 정답 및 해설
제02회 정답 및 해설
제03회 정답 및 해설
제04회 정답 및 해설
제05회 정답 및 해설

PART 02

정답 및 해설

제 01 회 정답 및 해설

1	2	3	4	5	6	7	8	9	10
②	⑤	⑤	①	①	①	③	②	④	①
11	12	13	14	15	16	17	18	19	20
②	④	④	④	③	②	③	④	①	①
21	22	23	24	25	26	27	28	29	30
③	④	②	①	⑤	③	③	③	①	②
31	32	33	34	35	36	37	38	39	40
⑤	①	③	④	③	⑤	③	④	①	④
41	42	43	44	45	46	47	48	49	50
②	①	②	①	③	①	④	①	②	⑤

1

과목	성인간호학	난이도	●○○	정답	②

② 편마비가 있는 환자는 마비 증상이 없는 부분에 약을 넣어서 삼키게 하면 된다.
①③④⑤ 무의식, 금식, 구강수술, 위장관 흡인, 연하곤란, 지남력 상실된 환자는 경구 투약이 금기이다.

2

과목	성인간호학	난이도	●●○	정답	⑤

⑤ 만성 기관지염과 폐기종의 공통점으로는 기좌호흡(앉으면 호흡곤란 완화), 노력성 호기량, 폐활량의 감소 등이 있다.

PLUS TIP 만성 기관지염과 폐기종 증상 및 징후

구분	내용
만성 기관지염	• 검사 시 $PaCO_2$ 상승, PaO_2 저하 • 호흡곤란은 없으나 청색증 발생 • 타진 시 공명음이 들림 • 주로 아침에 가래가 섞인 기침
폐기종	• 호흡곤란을 동반한 저산소혈증 • 타진 시 과공명음이 들림 • 기도를 침범하지 않기 때문에 기침과 객담이 적음 • 체중 감소

	회독 오답수		
	1회독	2회독	3회독
	개	개	개

3 | 과목 | 성인간호학 | 난이도 | ●●○ | 정답 | ⑤ |

⑤ 모르핀은 결장 경련의 원인이 되기 때문에 통증 관리는 meperidine을 우선 선택한다. 경증 게실염에는 고섬유 식이를 권장하고, 배변완화제를 투여하여 변비를 예방하고 치료한다. 급성 게실염은 금식 또는 비위관을 사용하여 결장을 쉬게 하고, 통증과 염증, 체온이 감소할 때까지 수액과 항생제를 투여한다. 게실염 대상자에게서 출혈, 협착, 농양, 천공과 같은 합병증이 나타난다면 외과적 시술이 필요할 수도 있다.

4 | 과목 | 성인간호학 | 난이도 | ●●○ | 정답 | ① |

① 임종 시 말초조직의 관류가 비효과적이게 되어 순환변화로 인해 빈맥, 청색증 등이 발생한다.
② 폐부전 또는 대사변화로 인해 보상기전으로 가스교환 장애, 비효과적 호흡양상이 나타난다.
③ 근육조절 결핍으로 인한 요실금이 발생할 수 있다.
④ 관류가 감소함에 따라 소변량 감소, 저혈압이 나타날 수 있다.
⑤ 신진대사 감소로 인해 체온이 전반적으로 떨어진다.

5 | 과목 | 성인간호학 | 난이도 | ●○○ | 정답 | ① |

① 심박출량(CO)은 1회 심박동량(SV) × 심박동수(HR)로, 1회 심박동량(SV)은 전부하, 후부하, 심근수축력의 영향을 받는다. 따라서 심박출량(CO)에는 전부하, 후부하, 심근수축력, 심박동수(HR)의 영향이 미친다.

6 | 과목 | 성인간호학 | 난이도 | ●○○ | 정답 | ① |

① 환자 사정 즉시 제세동을 실시하여 뇌 손상을 방지한다.

PLUS TIP 심실세동 환자 간호

㉠ 5분 이내 치료하지 않을 시 심각한 뇌손상을 초래한다.
㉡ 발견 즉시 심폐소생술을 실시한다.
㉢ defibrillation(제세동)을 실시한다.
㉣ 에피네프린을 투여한다.

| 7 | 과목 | 성인간호학 | 난이도 | ●○○ | 정답 | ③ |

① 흉통이 있을 경우 복용한다.
② 1회 복용 후 5분 간격을 두고 2회 더 투여 후 통증 제거 양상을 확인한다.
④ 혀 밑에 약을 넣을 시 화끈거리는 느낌이 나는 것이 정상이다.
⑤ 복용 후 앉거나 누운 자세를 유지하여 휴식을 취한다.

| 8 | 과목 | 성인간호학 | 난이도 | ●○○ | 정답 | ② |

② 헬리코박터균(H.pylori)은 급성·만성 위염의 유발 요인이다.
①③④⑤ 복막염 유발 요인이다.

PLUS TIP 급성 위염 유발요인

㉠ 50 ~ 60대 남성에게 호발
㉡ 흡연, 음주자, 자극적인 음식 섭취, NSAIDs에 의한 위점막 자극
㉢ H.pylori 균, 심한 외상, 심한스트레스 등

| 9 | 과목 | 성인간호학 | 난이도 | ●○○ | 정답 | ④ |

④ 고단백, 고지방, 저탄수화물 식이를 한다.
① 식후 20 ~ 30분간 바로 눕거나 측위를 취해준다.
② 식사 시 또는 식후 2시간 까지 수분 섭취를 제한한다.
③ 반좌위 자세로 식사한다.
⑤ 음식을 소량씩 자주 섭취한다.

PLUS TIP dumping syndrome 간호중재

㉠ 식사 중 식후 2시간까지 수분 섭취를 제한한다.
㉡ 저탄수화물, 고단백, 고지방 식이를 섭취한다.
㉢ 항콜린제제, 세로토닌 길항제를 복용한다.
㉣ 소량씩 자주 섭취한다.
㉤ 반좌위 자세로 식사하고, 식후에는 앉아있도록 한다.

| 10 | 과목 | 성인간호학 | 난이도 | ●●○ | 정답 | ① |

② 수술 전 7 ~ 10일간 lugol's 용액을 투여한다.
③ 수술 두 달 전부터 항갑상샘제를 투여한다.
④ 수술 후 봉합선 긴장 저하를 위해 반좌위를 취하고, 베개나 모래주머니로 머리를 지지한다.
⑤ 수술 전 갑상선을 자극하거나 혈류 증가를 유발하는 행위에 주의한다.

PLUS TIP 갑상선 절제술 수술 전 간호
㉠ 수술 두 달 전부터 항갑상샘제를 사용하여 갑상샘 기능을 정상으로 유지한다.
㉡ 수술 후 갑상샘 위기 예방을 위해 수술 전 7 ~ 10일간 lugol's 용액을 투여한다.
㉢ 수술 전 기침하는 방법, 머리 움직이는 법을 미리 교육한다.

PLUS TIP lugol's 용액
㉠ 갑상샘 호르몬 분비를 억제하여 수술 전 갑상샘 크기 감소를 위해 사용한다.
㉡ 치아 착색이 되므로 빨대를 사용하여 투여한다.
㉢ 우유나 주스에 희석하여 식후 투여한다.

| 11 | 과목 | 성인간호학 | 난이도 | ●○○ | 정답 | ② |

② 복막투석 시 앙와위 또는 저반좌위를 취한다.

| 12 | 과목 | 성인간호학 | 난이도 | ●○○ | 정답 | ④ |

① 변비를 예방한다.
②③ 저인산식이와 고칼슘식이로 영양을 관리한다.
⑤ NSAIDs 복용을 제한한다.

| 13 | 과목 | 성인간호학 | 난이도 | ●●○ | 정답 | ④ |

④ 비타민 B6(pyridoxine)은 간에서 레보도파(levodopa)의 전환을 증가시키고 뇌의 도파민 전환을 감소시켜 레보도파(levodopa)의 효과를 감소시킨다. 따라서 비타민 B6가 함유된 음식이나 보충제의 섭취를 제한한다.

| 14 | 과목 | 성인간호학 | 난이도 | ●○○ | 정답 | ④ |

④ 정상 고환은 덩어리가 없는 달걀형 대칭적 구조이다.
① 목욕 직후 몸이 따뜻할 때 시행한다.
② 고환의 탄력성을 촉진한다.
③ 부고환도 부드럽게 촉진해보며 검진한다.
⑤ 매월 일정하게 시행하는 것이 좋다.

| 15 | 과목 | 성인간호학 | 난이도 | ●○○ | 정답 | ③ |

③ 유방절제술 시 액와부 림프선 절제로 림프계 수송 능력이 감소하고 이로 인해 환측 팔과 상부 몸통의 림프선 부종이 발생한다.

| 16 | 과목 | 성인간호학 | 난이도 | ●○○ | 정답 | ② |

① 아무런 반응이 없는 것은 0점(zero)이다.
③ 중력에 대항한 능동적 관절운동이 가능한 것은 3점(fair)이다.
④ 중력 제거 상태에서 능동적 정상 관절운동이 가능한 것은 2점(poor)이다.
⑤ 중력과 충분한 저항에 대항 가능한 것은 5점(normal)이다.

PLUS TIP 하지 근력 검사

㉠ 0점(zero) : 근 수축력을 볼 수 없고 만질 수 없다.
㉡ 1점(trace) : 근 수축은 가능하지만 능동적 관절운동은 볼 수 없다.
㉢ 2점(poor) : 중력이 제거된 상태에서 능동적 정상 관절운동이 가능하다.
㉣ 3점(fair) : 중력에 대항한 능동적 관절운동이 가능하다.
㉤ 4점(good) : 중력과 약간의 저항에 대항한 능동적 관절운동이 가능하다.
㉥ 5점(normal) : 중력과 충분한 저항에 대항한 능동적 관절운동이 가능하다.

| 17 | 과목 | 성인간호학 | 난이도 | ●○○ | 정답 | ③ |

③ 골다공증을 예방하기 위해서는 칼슘과 마그네슘, 비타민D 섭취량은 늘리는 것이 좋으며, 단백질은 적당량을 섭취하는 것이 좋다.

18 | 과목 | 성인간호학 | 난이도 | ●○○ | 정답 | ④ |

① 골수염: 화농성 세균에 의해 뼈, 골수, 연조직의 감염이 나타나는 질환이다.
② 척추결핵: 결핵균의 척추 감염으로 인해 발생하는 감염성 질환이다.
③ 강직성 척추염: 척추와 고관절을 침범하는 만성 염증성 질환이다.
⑤ 류마티스 관절염: 자가면역 반응으로 인해 여러 관절에 만성 염증과 변형을 초래하는 전신성 염증질환이다.

19 | 과목 | 성인간호학 | 난이도 | ●○○ | 정답 | ① |

① 어깨근육 퇴행과 손상으로 인한 회전근개 파열이다. 팔을 들 때 어깨정도 높이에서 통증이 시작되며 완전히 팔을 들면 통증이 감소한다. 팔을 어깨 위로 올려서 움직일 때 통증이 악화되며, 온종일 통증이 지속된다. 통증이 있는 팔을 아래로 하고는 잘들 수 없을 정도로 통증이 있고 손이 등 뒤로 잘 돌아가지 않는다. 옷 입고 벗기가 힘들며 목욕할 때 씻기도 힘들어 진다.

20 | 과목 | 성인간호학 | 난이도 | ●●○ | 정답 | ① |

① 필로카핀은 부교감신경흥분제이다. 홍채를 이완하고 모양체를 수축시켜 동공이 작아지게 만든다.

21 | 과목 | 성인간호학 | 난이도 | ●○○ | 정답 | ③ |

①②④⑤ 후천적 원인

PLUS TIP 백내장 원인

㉠ 선천적 원인: 유전, 임신 1기 풍진
㉡ 후천적 원인: 노화, 당뇨, 외상이나 염증, 안과수술, 악성 종양, 장기간 스테로이드 사용

22 | 과목 | 성인간호학 | 난이도 | ●○○ | 정답 | ④ |

① 유아기, 소아기에 호발하는 만성 재발성 피부질환이다. 알레르기성 비염이나 천식을 동반한다.
② 제1형 과민반응이다.
③ 저녁에 가려움증이 심해진다.
⑤ 목욕은 미온수로 짧게 하는 것이 원칙이다.

| 23 | 과목 | 성인간호학 | 난이도 | ●○○ | 정답 | ② |

① 3도 화상은 신경말단 손상으로 통증이 없다.
③ 수포가 형성된 것은 2도 화상이다.
④ 2 ~ 3주 이내 회복 가능한 것은 2도 화상이다.
⑤ 광범위한 조직 손상으로 면역 기능이 떨어지므로 감염 위험이 매우 높다.

PLUS TIP 화상 분류

㉠ 1도 화상
- 표면의 부분적 화상
- 조직이나 신경의 손상 없음
- 통증, 발적

㉡ 2도 화상
- 표피와 진피의 상단부분 화상
- 2 ~ 3주 이내 회복
- 통증, 발적, 부종, 수포 형성

㉢ 3도 화상
- 표피, 진피, 신경, 지방조직, 건, 근육, 뼈 모두 손상
- 피부 전 층의 화상
- 검은색 피부
- 지방조직 노출
- 반흔 형성
- 상피형성 불가능
- 피부이식 필요
- 건조, 부종, 조직괴사

| 24 | 과목 | 성인간호학 | 난이도 | ●●○ | 정답 | ① |

②④ 고관절의 굴곡과 외전을 예방하기 위해 침상에서 외전베개를 적용한다.
③ 무기폐, 폐렴 등 폐합병증 예방을 위해 기침과 심호흡을 격려한다.
⑤ 수술 직후에는 배뇨 모니터링과 환자 안정을 위해 유치도뇨관을 유지한다.

PLUS TIP 고관절치환술 수술 당일 간호중재

㉠ 유치도뇨관과 배액관을 관리하고 섭취량과 배설량을 모니터링한다.
㉡ 8시간 동안 침상안정하고 혈전성 정맥염 예방을 위해 탄력스타킹을 착용한다.
㉢ 고관절의 굴곡과 외전을 예방하기 위해 침상에서 외전베개를 적용한다.
㉣ 진통제, 항구토제, 근육 이완제, 배변완화제, 항생제를 투여한다.
㉤ 활력징후와 신경혈관상태를 사정한다.
㉥ 욕창예방을 위해 2시간마다 체위를 변경하고 공기침요를 적용한다.
㉦ 폐합병증 예방을 위해 기침과 심호흡을 격려한다.

| 25 | 과목 | 성인간호학 | 난이도 | ●○○ | 정답 | ⑤ |

⑤ 바르톨린샘은 질 바로 밑에 위치한 2개의 점액 분비기관이다. 성 자극 시 다량의 알카리성 점액물질을 배출한다. 임균성 감염이나 낭종의 호발 부위이다.

| 26 | 과목 | 모성(여성)간호학 | 난이도 | ●○○ | 정답 | ③ |

③ 경관점액이 맑고 양이 많아야 불임 가능성이 떨어진다.
①②④⑤ 정상 경관점액 상태이다.

PLUS TIP 배란 시 자궁경부점액 관찰 상태

㉠ 경관점액은 약한 알카리성을 띤다.
㉡ 슬라이드에 말려 본 점액은 양치모양을 띤다.
㉢ 분비물이 탄력 있게 늘어나는 견사성질이 증가한다.
㉣ 경관점액은 맑고 저하된 점성도 상태로 양이 많다.

| 27 | 과목 | 모성(여성)간호학 | 난이도 | ●○○ | 정답 | ③ |

③ 위축성 질염 : 완경 후 에스트로겐 부족으로 인해 나타나는 비특이적 염증성 질염이다. 소양감, 질 분비물, 성교통, 빈뇨, 야뇨, 질 점막 위출, 출혈 증상이 있다.
① 염증성 질염 : 미상 사슬형 둥근세균으로 인해 나타나며, 심한 화농성의 질 분비물이 증가하는 등의 증상이 있다.
② 트리코모나스 질염 : 트리코모나스 원충이 원인균으로 심한 동통과 함께 녹황색 다량의 악취가 나는 분비물이 특징이다.
④ 칸디다성 질염 : 칸디다 알비칸스에 의한 감염으로 임신이나 당뇨, 완경, 장기간 항생제 사용에 의해 발생하며 크림타입 냉 대하증과 질벽에 노란 치즈 반점이 특징이다.
⑤ 세균성 질염 : 질내 정상균 이상증식으로 회색 분비물과 악취가 나타난다.

| 28 | 과목 | 모성(여성)간호학 | 난이도 | ●●○ | 정답 | ③ |

③ 마지막 생리 시작 달인 2024년 8월에서 9개월을 더하면 2025년 5월, 마지막 생리 시작일 26일에서 7일을 더하면 1개월 + 2일이 되므로 2025년 6월 2일이 예정일이다.

PLUS TIP 분만예정일

LMP(마지막 월경 시작일)로부터 280일째로, LMP 월에 9개월을 더하거나 1년을 추가하여 3개월을 뺀 후 7일을 더한다.

| 29 | 과목 | 모성(여성)간호학 | 난이도 | ●●○ | 정답 | ① |

② nitrazine test는 양막파열이 의심되는 경우에 시행한다.
③④ 자궁경부가 10cm으로 완전히 개대되고 100% 소실하였을 때 분만을 시작한다.
⑤ 진통 초기에 정맥마취제를 투여하면 분만 진행에 방해가 된다.

PLUS TIP 분만 단계

㉠ 개대기(분만 제1기) : 경관개대, 경부거상, 경부개대
㉡ 태아만출기(분만 제2기) : 팽륜, 배림, 발로
㉢ 태반기(분만 제3기) : 태반박리
㉣ 회복기(분만 제4기) : 자궁 수축과 견축

| 30 | 과목 | 모성(여성)간호학 | 난이도 | ●●○ | 정답 | ② |

② 제대가 눌리는 것을 방지하기 위해 골반을 높일 수 있는 슬흉위를 취해준다.
① 응급 시 제왕절개분만을 한다.
③④ 제대가 외부로 노출 시 제대를 압박하거나 질강 쪽으로 밀어 넣지 않는다.
⑤ 단순 안정으로 제대 압박을 감소시킬 수 없다.

PLUS TIP 제대탈출 시 간호중재
㉠ 제대가 눌리는 것을 방지하기 위해 슬흉위를 취해준다.
㉡ 자궁이 수축되는 동안 제대압박과 관련된 태아 질식 상태를 확인하기 위해 태아 심음을 감시한다.
㉢ 산소를 공급한다.
㉣ 제대가 외부로 노출 시 건조되는 것을 방지하기 위해 소독된 생리 식염수 거즈로 덮어준다.
㉤ 응급 시 제왕절개를 시행한다.

| 31 | 과목 | 아동간호학 | 난이도 | ●○○ | 정답 | ⑤ |

⑤ 탈수 시 혈압 저하, 맥박 증가, 대천문 함몰, 피부탄력도 저하, 타액 감소 및 구강점막 건조, 소변량 감소, 요비중 증가 등의 증상이 나타난다.

| 32 | 과목 | 아동간호학 | 난이도 | ●●○ | 정답 | ① |

① 광선요법 시 안구손상을 예방하기 위해 안대를 적용하나 수유 시에는 시각적 감각 자극을 제공하기 위해 안대를 벗긴다. 또한 신체노출을 극대화하기 위해 자주 체위를 변경하고 기저귀와 안대를 제외하고 모두 벗긴다.
② 피부를 자극할 수 있다.
③ 신체노출의 극대화를 위해 자주 변경한다.
④ 탈수 예방을 위해 충분히 수분을 공급한다.
⑤ 저체온, 고체온, 발진, 화상 여부를 주기적으로 확인해야 한다.

| 33 | 과목 | 아동간호학 | 난이도 | ●●○ | 정답 | ③ |

③ 6세 아동은 학령전기로 연합놀이를 한다. 동일한 놀이에 같이 참여하나 놀이의 목표와 역할이 없는 것은 학령전기 연합놀이에 해당한다.
① 장난감, 색칠놀이 등의 활동적인 혼자놀기는 유아기의 놀이에 해당한다.
② 자신의 신체부위와 손에 닿는 것을 가지고 탐색하는 것은 영아기 단독놀이에 해당한다.
④ 다른 아동이 노는 것을 지켜보나 그 놀이에 참여하지는 않는 것은 신생아기의 지켜보는 행동에 해당한다.
⑤ 게임에 일정한 규칙이 있고 놀이의 특별한 목표가 있는 것은 학령기 협동놀이에 해당한다.

| 34 | 과목 | 아동간호학 | 난이도 | ●●○ | 정답 | ④ |

④ DTaP 1차는 생후 2개월, 2차는 생후 4개월, 3차는 생후 6개월에 접종하며, 생후 15 ~ 18개월 4차 추가접종, 4 ~ 6세에 5차 추가 접종한다.
① BCG는 생후 4주 이내 접종한다.
② B형간염 1차는 생후 1주 이내, 2차는 생후 1개월 이내, 3차는 생후 6개월에 접종한다.
③ MMR 1차는 생후 12 ~ 15개월, 2차는 4 ~ 6세 추가 접종한다.
⑤ 수두 예방접종은 생후 12 ~ 15개월에 접종한다.

| 35 | 과목 | 아동간호학 | 난이도 | ●●○ | 정답 | ③ |

③ 과도한 설사로 인한 탈수가 유발되므로 수분전해질 불균형에 대한 중재가 우선적으로 제공되어야 한다.

PLUS TIP 설사 시 간호중재
㉠ 탈수, 전해질불균형, 감염, 영양장애 등의 증상이 나타난다.
㉡ 탈수 증상을 관찰하며 수분전해질 불균형을 사정한다.
㉢ 설사가 심하면 금식을 하고 감염성 설사 시 항생제를 사용한다.
㉣ 감염성 설사 시 격리를 적용하고 손씻기, 린넨 등의 처리방법을 준수한다.
㉤ 설사 시 피부자극을 일으킬 수 있으므로 기저귀가 닿는 부위의 피부간호를 시행한다.

| 36 | 과목 | 아동간호학 | 난이도 | ●○○ | 정답 | ⑤ |

⑤ 크룹(croup)은 일반적으로 바이러스 감염에 의해 발생하며 후두부종, 후두폐쇄로 개 짖는 듯한 기침, 쉰 목소리, 흡기 시 천명음, 호흡곤란이 나타난다. 크룹은 급성후두개염, 급성후두염, 급성후두기관기관지염, 세균성기관염을 포함하며, 후두부 부종을 감소시키고 혈관을 수축시켜 증상을 완화시키기 위해 가습된 차가운 공기를 제공한다.

37 | 과목 | 정신간호학 | 난이도 | ●○○ | 정답 | ③ |

③ 전치 : 특정 대상이나 상황에 관련된 감정을 수용되어질 만한 다른 대상이나 상황으로 돌리는 것이다.
① 억압 : 원치 않는 감정이나 생각, 경험을 마치 없었던 것처럼 배제시키는 심리태도로 보편적인 방어기제의 기초가 되는 일차적 자아 방어기전이다.
② 투사 : 비난 또는 책임전가로 어떤 행위나 생각의 책임을 다른 사람에게 돌려 남 탓을 하는 것이다.
④ 전환 : 심리적 갈등이 신체 감각기관과 수의근계의 증상으로 표출되는 것이다.
⑤ 승화 : 사회적으로 받아들여지지 않는 충동이나 욕구를 사회적으로 인정받는 건설적인 활동으로 바꾸어 표현하는 것이다.

38 | 과목 | 정신간호학 | 난이도 | ●○○ | 정답 | ④ |

①②⑤ 초기 단계
③ 종결 단계

PLUS TIP 치료적 상호작용 과정

㉠ 상호작용 전 단계
 • 대상자 자료수집을 한다.
 • 간호사는 자기탐색 과정을 거친다.
㉡ 초기 단계
 • 대상자의 행동을 수용하고 신뢰감이 형성될 수 있도록 한다.
 • 문제확인, 간호진단, 목표설정, 우선순위설정, 간호계획을 수립한다.
㉢ 활동 단계 : 초기 단계에서 세워진 목표를 달성하기 위해 다양하고 적극적인 활동을 한다.
㉣ 종결 단계
 • 초기 단계에 설정된 시간적 제한에 의해서 한정한다.
 • 간호사 본인의 치료적 관계를 종결한다.
 • 효율적이고 생산적인 방어기전을 확인한다.

39 | 과목: 정신간호학 | 난이도: ●○○ | 정답: ①

② 보속증: 다양한 자극에도 같은 동작이나 말을 반복적으로 지속하는 것이다.
③ 강박증: 의지와는 상관없는 어떠한 생각이나 행동을 반복하는 것이다.
④ 조증: 기분장애의 한 형태로, 들뜸, 수면욕구 감소, 과다행동 등이 나탄다.
⑤ 알코올 의존증: 지나친 알코올 복용으로 나타나는 중독 증상이다.

PLUS TIP 조현병(정신분열증) 주요 증상
㉠ 양성증상: 망각, 환각, 기이한 행동 등
㉡ 음성증상: 자폐, 위축, 함구, 무감동 등

40 | 과목: 정신간호학 | 난이도: ●○○ | 정답: ④

① 조증 환자의 에너지를 적절히 배출할 수 있도록 해야 한다.
②③⑤ 조증 환자는 산만하여 사소한 자극에서 반응하므로 환경자극을 최소화해주고 같은 증상의 환자와의 모임이나 어울림을 자제한다.

41 | 과목: 정신간호학 | 난이도: ●○○ | 정답: ②

② 코카인은 중추신경계 흥분제로 동공확대, 불안, 안절부절못함, 초조 등이 나타나며 주로 비강으로 흡입하기 때문에 비중격에 궤양이 생길 수 있다. 아편, 바비튜레이트, 헤로인, 아세톤은 중추신경계를 억제시킨다.

42 | 과목: 지역사회간호학 | 난이도: ●●○ | 정답: ①

① 발생률 = (관찰기간 내 위험에 노출된 인구 중 새로 발생한 환자 수 ÷ 관찰기간 내 발병 위험에 노출된 인구수) × 100, 따라서 3주째 발생률은 2 ÷ (120 − 10 − 5) × 100 = 1.9%이다.

43 | 과목: 지역사회간호학 | 난이도: ●●○ | 정답: ②

② 1차 예방 활동은 건강문제가 발생하기 전에 건강증진과 건강보호를 위해 행하는 활동이다.
①③ 2차 예방 활동은 존재하는 건강문제를 조기 발견하고 치료, 해결하는 데 중점을 두어 심각한 결과를 초래하는 것을 예방한다.
④⑤ 3차 예방 활동은 건강문제의 악화, 재발을 예방하고 재활을 통해 사회에 재적응할 수 있도록 돕는 것이다.

| 44 | 과목 | 지역사회간호학 | 난이도 | ●○○ | 정답 | ① |

① 재난 복구단계는 재난 발생 이전으로 회복하기 위해 노력하는 단계로 재난피해 조사, 이재민에 대한 심리적 지지, 집단구호 활동을 한다. 또한 지역경제 재건을 위해 노력하며 구호요원의 소진을 예방한다.
②⑤ 재난대응단계에서 수행한다.
③ 재난대비단계에서 수행한다.
④ 재난예방 및 완화 단계에서 수행한다.

| 45 | 과목 | 지역사회간호학 | 난이도 | ●●○ | 정답 | ③ |

③ 포괄수가제는 환자 1인당 또는 질병별 또는 요양일수별로 사건에 진료비를 설정하여 일정액의 진료비를 지급하는 제도이다. 장점은 과잉진료나 의료남용을 예방하고 의료비를 절감하여 경제적이며, 행정관리가 간편하다. 단점은 의료의 질이 저하되며, 행정직의 지나친 간섭으로 의료인의 자율성이 침해된다. 우리나라에서는 편도아데노이드 절제술, 충수돌제술, 수정체 수술, 자궁 및 자궁 부속기 수술, 제왕절개분만, 서혜 및 대퇴부 탈장수술, 항문수술 7개가 해당된다.

| 46 | 과목 | 간호관리학 | 난이도 | ●○○ | 정답 | ① |

① 제중원 : 1885년 서울 재동에 설립된 한국 최초의 근대식 병원이다.
② 혜민서 : 조선 시대에 일반 백성들의 치료와 의약 관리를 담당했던 관청이다.
③ 대한의원 : 1907년 설립된 대한제국시대 최고의 국립의료기관으로 조산사 및 간호사를 양성하였다.
④ 자혜병원 : 1909년도에 설립된 관립병원으로 제중원(1885), 대한의원(1907)에 이어 세 번째로 세워진 국립병원이다.
⑤ 보구여관 : 1903년 에드먼드에 의해 간호사를 위한 최초의 정규 간호교육과정이 정동 보구여관에 설립되었다.

| 47 | 과목 | 간호관리학 | 난이도 | ●○○ | 정답 | ④ |

④ ICN 본부는 스위스의 제네바에 있으며 총회는 4년마다 개최된다.

PLUS TIP 국제간호협회(ICN)

㉠ 창립연도 : 1899년 영국 펜 위크 여사의 발의에 따라 준비위원회 구성
㉡ 창립총회 및 초대회장 : 1901년 제 1차 총회 개최, 펜 위크 여사
㉢ 본부 : 스위스의 제네바
㉣ 총회 : 4년마다 개최
㉤ CNR(각국 대표자 회의) : ICN 최고의결기구로 2년에 한 번씩 열림
㉥ 목적 : 간호전문직과 간호사의 지위향상 및 국내외 보건정책에 영향을 주기 위함
㉦ 역할
- 한 국가단위로 할 수 없는 일들을 수행
- 간호사업의 국제적 통계 및 정보 관리
- 회원국의 전문직으로서의 지위향상 연구, 상호협조
- 국제적 정치, 경제, 의료, 보건단체들과 횡적인 교류

| 48 | 과목 | 간호관리학 | 난이도 | ●○○ | 정답 | ① |

① 간호문제분석, 목표설정, 간호활동계획, 간호활동수행, 중간평가와 조정, 최종평가의 과정을 거친다.

PLUS TIP 목표관리의 과정

㉠ 문제분석 : 조직 기본목표에 의거해 문제를 분석한다.
㉡ 목표설정 : 조직구성원 참여를 통해 기본목표에 부합되는 하위목표와 구체적 목표를 설정한다.
㉢ 활동계획 : 수행에 필요한 비용, 인력, 수단, 방법 등 계획을 구체화한다.
㉣ 활동수행 : 계획에 따른 활동을 수행한다.
㉤ 중간평가와 조정 : 기대결과 및 변화에 대한 중간평가를 통해 활동이나 목표를 수정하거나 피드백 과정을 가진다.
㉥ 최종평가 : 목표달성을 평가하여 조직의 기본목표에 반영하고 차후 목표에 대한 지표로 재정립한다.

49

| 과목 | 간호관리학 | 난이도 | ●○○ | 정답 | ② |

② 간호조직의 기본원리로는 계층제 및 통솔범위의 원리, 명령통일의 원리, 분업-전문화의 원리 및 조정의 원리가 있다.

PLUS TIP 간호조직의 기본원리

㉠ 계층제의 원리 : 권한과 책임의 정도에 따라 직무를 등급화하는 것이다.
㉡ 통솔범위의 원리 : 관리자가 관리하는 부하의 수는 통제능력 범위 내에 있어야 한다는 것이다.
㉢ 분업-전문화의 원리 : 전체 과업을 보다 작은 직무로 분할하는 것을 말한다.
㉣ 조정의 원리 : 공동의 목표를 달성하기 위해 하위체계와의 통일을 기하는 상위체계의 과정이다.

50

| 과목 | 간호관리학 | 난이도 | ●○○ | 정답 | ⑤ |

⑤ 직무확대 방법은 수행자가 담당하는 기본 과업은 변하지 않으나 과업의 수와 빈도를 변화시켜 단조로움을 줄이고 업무에 대한 관심을 높인다.
① 직무충실화방법은 직무수행자가 담당하는 기본 과업은 변하지 않으나 직무수행자에게 자율성과 책임을 부여해서 내적 동기를 높이는 것이다.
② 직무순환방법은 직무를 바꾸어 수행하는 것이다.
③ 직무단순화방법은 한사람이 담당하는 과업의 수를 줄여 직무를 단순화하는 분업화를 의미한다.
④ 직무특성화방법은 현재 직무를 진단하고 기존 직무설계를 수정하는 데 초점을 두고 있다.

제 02 회 정답 및 해설

1	2	3	4	5	6	7	8	9	10
③	⑤	③	②	①	①	②	②	④	④
11	12	13	14	15	16	17	18	19	20
①	③	③	④	④	⑤	②	④	④	⑤
21	22	23	24	25	26	27	28	29	30
①	①	④	⑤	②	②	④	⑤	②	④
31	32	33	34	35	36	37	38	39	40
①	④	④	①	②	③	⑤	②	⑤	④
41	42	43	44	45	46	47	48	49	50
④	④	②	④	②	③	②	②	④	①

1

| 과목 | 성인간호학 | 난이도 | ●○○ | 정답 | ③ |

③ 억제대는 대상자 혹은 타인의 손상을 예방하기 위하여 대상자의 활동을 억제 및 보호하는 방법이다. 억제대는 최후의 해결책이므로 필요성 여부가 결정되면 억제대를 사용하는 목적과 방법을 설명한 뒤 동의서를 받는다.

① 섬망은 낙상 위험이 높은 증상이다. 8자 억제대(clove hitch restraints) 혹은 사지 억제대를 사용하는 것이 적절하다.

② 매듭을 잡아당길 때 억제대가 조여져서는 안 되며, 억제대는 침대 틀에 묶어 고정한다.

④ 혈액순환 및 피부의 손상 징후는 가능한 한 자주 관찰한다. 병동 프로토콜에 따라 다르나 대개 최소 1시간에 1번씩 확인한다.

⑤ 대상자의 행동이 안정되면 담당 의사에게 보고하여 억제대 제거에 대한 처방을 받는다.

	회독 오답수		
	1회독	2회독	3회독
	개	개	개

2

| 과목 | 성인간호학 | 난이도 | ●○○ | 정답 | ⑤ |

⑤ 뼈가 돌출된 부위에 체중 경감을 위해 베개를 사용해야하나, 도넛베개는 국소 압력을 증가시켜 사용하지 않는다.

PLUS TIP 욕창 간호

㉠ 2시간마다 체위변경
㉡ 뼈 돌출 부위의 체중 경감을 위해 베개 사용
㉢ 뼈 돌출 부위의 마사지는 금함
㉣ 실금 및 상처의 습기로부터 피부를 보호
㉤ 에어 매트리스를 적용하여 신체부위 압박 완화
㉥ 고단백 식이 공급

3

| 과목 | 성인간호학 | 난이도 | ●○○ | 정답 | ③ |

③ 협상 : 자신의 죽음을 나쁜 행동의 대가라고 생각하며 기부 또는 봉사활동을 통해 죽음을 연기시키려는 단계이다.
① 부정 : 죽음을 부정하며 현실을 받아들이지 않는 단계이다.
② 분노 : 내가 왜 죽어야 하는가에 대한 생각을 하며, 주위 사람들에게 적개심을 가지고 폭언을 할 수도 있는 단계이다.
④ 우울 : 협상이 불가피하다는 사실에 깊은 슬픔과 무력감을 느끼는 단계이다.
⑤ 수용 : 자신의 죽음에 관해 더 이상 분노하거나 우울해하지 않는 단계이다.

| 4 | 과목 | 성인간호학 | 난이도 | ●●○ | 정답 | ② |

① 사후강직 : 사망 2 ~ 4시간 후 사체가 경직되는 것을 의미하며, 신체 내 글리코겐 부족으로 ATP가 합성되지 않아 근육이 수축되고 관절을 움직이지 못하게 된다. 사후 강직은 사망 후 96시간 내 끝나므로 사후강직이 나타나기 전에 눈과 입을 닫아주고 의치를 삽입하여 준다.
③ 사후한랭 : 사망 후 혈액순환이 정지되고 시상하부의 기능이 정지되어 체온이 점차 하강하는 것으로 체온이 실내온도가 될 때까지 1시간에 약 1℃씩 하강한다. 이때 피부 탄력이 저하되어 쉽게 손상되므로 신체부위를 잡아당기지 않는다.
④ 사후부패 : 부패균의 작용에 의해 일어나며 주로 혈관 내에서 번식하여 전신으로 이동한다.
⑤ 사후혼탁 : 사망 후 수분 이내에 각막이 혼탁되기 시작한다.

| 5 | 과목 | 성인간호학 | 난이도 | ●○○ | 정답 | ① |

② 세포는 고정되지 않고 스스로 움직일 수 있다.
③ DNA가 RNA로 전사 번역된다.
④ 동화작용이 아닌 이화작용에 대한 설명으로 신체는 이화작용을 통해 에너지를 방출한다.
⑤ 심장에서 나가는 혈액은 동맥을 통해 퍼지고 돌아오는 혈액은 정맥을 통해 이동한다.

| 6 | 과목 | 성인간호학 | 난이도 | ●○○ | 정답 | ① |

① SGOT, SGPT 수치가 상승한다.
②⑤ 휴식을 취하거나 니트로글리세린 투여에도 통증이 지속된다.
③ WBC 수치가 증가한다.
④ 심한 통증과 심장 기능 저하로 인해 자율신경계가 과도하게 항진되고 식은땀, 구토, 불안감 등의 증상이 동반된다.

| 7 | 과목 | 성인간호학 | 난이도 | ●○○ | 정답 | ② |

② 심실박동수는 감소한다.

PLUS TIP digitalis 작용
㉠ 심근 수축력 강화
㉡ 심박출량 증가
㉢ 심박동수 감소
㉣ 교감신경 긴장도 증가
㉤ 미주신경 흥분도 증가

| 8 | 과목 | 성인간호학 | 난이도 | ●○○ | 정답 | ② |

② 장의 압력 및 폐쇄를 완화하고 위액 흡인으로 인한 팽만을 예방한다.

| 9 | 과목 | 성인간호학 | 난이도 | ●○○ | 정답 | ④ |

④ 어류 복용 후 생긴 증상으로 비브리오 장염에 해당한다.

| 10 | 과목 | 성인간호학 | 난이도 | ●○○ | 정답 | ④ |

①③ 출혈과 범혈구감소증은 재생불량성 빈혈의 증상이다.
② 성장장애는 겸상 적혈구성 빈혈의 증상이다.
⑤ 헤모글로빈 수치 감소는 철결핍성 빈혈의 증상이다.

PLUS TIP 빈혈(anemia)

㉠ 용혈성 빈혈
- 적혈구의 조기파괴로 나타난다.
- 정상 적혈구성, 정상 혈색소성 빈혈이다.
- 발열, 황달, 간 - 비장 비대, 급성콩팥기능상실이 발생한다.

㉡ 철결핍성 빈혈
- 헤모글로빈 수치와 적혈구 감소가 특징이다.
- 어지럼증, 얕은 호흡, 창백, 고상지두, 이식증의 증상이 나타난다.

㉢ 재생불량성 빈혈
- 골수에 적혈구 전구체 부족으로 생기는 빈혈이다.
- 정상 적혈구성, 정상 혈색소성 빈혈이다.
- 허약하고 창백하며 출혈경향, 감염증상이 나타나고 예후가 나쁘다.

㉣ 겸상 적혈구성 빈혈
- 낫 모양 적혈구로 인해 국소조직 저산소증이 나타난다.
- 유전적, 비정상 혈색소성 빈혈이다.
- 성장장애와 감염의 증가, 저산소증, 만성 과빌리루빈혈증이 발생한다.

㉤ 거대적아구성 빈혈
- 적혈구 전구체 형태 이상으로 완전히 성숙하지 못하여 빈혈이 발생한다.
- 적혈구가 크고 비정상이다.
- 골수에서 혈액으로 가는 혈구의 양이 적은 범혈구감소증이 나타난다.
- schilling test에서 양성반응 나타난다.

11 | 과목 | 성인간호학 | 난이도 | ●●○ | 정답 | ① |

② 백혈구는 증가한다.
③ rovsing sign은 양성이다.
④ 복막염의 증상이다.
⑤ 담낭염의 증상이다.

12 | 과목 | 성인간호학 | 난이도 | ●○○ | 정답 | ③ |

③ 부갑상샘기능항진증: 부갑상선 호르몬 과다분비로 파골세포의 성장과 활동이 증가되고 뼈에서 혈장 내 칼슘 유리 또한 증가되어 뼈의 탈무기질화로 인한 병리적 골절이 초래된다.
① 당뇨병: 다갈, 다뇨, 다식, 피로감, 무력감 상처치유장애 등이 나타난다.
② 갈색세포종: 주로 부신수질에서 발생하는 종양으로, 두통, 발한 등이 나타난다.
④ 갑상샘기능항진증: 안절부절못함, 안구돌출증, 반사 증가, 빈맥, 피로, 홍조, 체중 감소 등이 나타난다.
⑤ 부신피질기능저하증: 면역 저하, 카테콜아민 작용 소실, 저혈압, 빈맥, 스트레스 대처 능력 저하 등이 나타난다.

13 | 과목 | 성인간호학 | 난이도 | ●○○ | 정답 | ③ |

①②④⑤ 고혈압, 체중 감소, 저인산혈증, 고칼슘혈증으로 인한 변비 등이 부갑상샘기능항진증 환자의 증상이다.

14 | 과목 | 성인간호학 | 난이도 | ●○○ | 정답 | ④ |

①③ 유방을 흉벽을 향해 압박하듯 밀며 유방 외측부터 시계방향으로 촉진한다.
② 유방 상외측 사분원에 유의하고 누운 자세로 액와를 촉진하여 림프절 결절 유무를 확인한다.
⑤ 월경 후 2 ~ 3일 이내에 촉진하는 것이 좋다.

15 | 과목 | 성인간호학 | 난이도 | ●○○ | 정답 | ④ |

① 피막이 거의 존재하지 않는다.
② 증식 속도가 빠르다.
③ 병변의 경계가 불분명하다.
⑤ 종양이 주변 조직으로 침윤할 가능성이 높아 근치적 절제술을 시행한다.

PLUS TIP 악성 종양

㉠ 대부분 미분화된 세포이다.
㉡ 빠른 세포 분열로 성장 속도가 빠르다.
㉢ 충분하지 못한 세포질 성장으로 핵이 비교적 크다.
㉣ 피막은 거의 존재하지 않으며 주위 조직으로의 침윤이나 전이가 쉽게 일어난다.
㉤ 정확한 암부위의 절제가 어려우므로 근치적 절제술을 시행한다

| 16 | 과목 | 성인간호학 | 난이도 | ●○○ | 정답 | ⑤ |

⑤ 제4뇌실 출구 이후에 지주막하 공간에서의 폐색이 있는 경우 지주막하공간과 뇌실이 모두 확장되는 교통성 수두증이 발생한다. 뇌실에서 지주막하 공간에 이르는 길이 폐색된 경우 뇌실만 확장되는 비교통성 수두증이 나타난다.

| 17 | 과목 | 성인간호학 | 난이도 | ●○○ | 정답 | ② |

① 알츠하이머병 – 대뇌피질
③ 헌팅톤 무도병 – 대뇌 기저핵과 뇌간
④ 혈관확장성 운동실조증 – 척수와 소뇌
⑤ 근위축성 측삭경화증 – 대뇌와 척수의 운동신경원

18

| 과목 | 성인간호학 | 난이도 | ●○○ | 정답 | ④ |

④ 신경성 쇼크는 교감신경계 손상으로 평활근과 혈관이 이완되어 발생한다. 서맥, 저혈압, 피부 건조 등의 증상이 나타난다.

PLUS TIP 쇼크의 종류

㉠ 저혈량성 쇼크: 화상, 출혈, 탈수 등에 의한 체순환 혈액량 감소가 원인이며, 수축기 혈압이 저하되고 맥박이 100회 이상으로 빨라진다. 먼저 출혈부위를 압박하고, 기도확보를 한다. 산소를 투여하며 체액 손실을 조절해 순환 혈액량을 증가시켜야 한다.
㉡ 심인성 쇼크: 심박출량 감소, 심근경색, 부정맥 등이 원인이 될 수 있으며 빈맥, 저혈압, 맥압 저하 등의 증상이 나타난다. 산소를 투여해주고 심근경색 및 부정맥 조절을 위해 약물을 투여한다.
㉢ 패혈성 쇼크: 혈액 내 세균 감염으로 전신 혈관이 확장되고 혈압이 저하되면서 나타난다. 안절부절못하고 호흡성 산증이 나타난다. 혈압상승제 투여 및 항생제 치료를 시행하며 산-염기 균형을 유지해준다.
㉣ 신경성 쇼크: 약물 과다복용, 척추 손상 등으로 교감신경계가 손상되어 발생할 수 있다. 서맥, 저혈압 등의 증상이 나타나며 기도유지, 혈압유지, 심박출량 유지 등의 중재를 해준다.
㉤ 아나필락틱 쇼크: 약물, 음식, 독, 곤충 등의 과민반응으로 인한 혈압 저하, 혈관 확장이 원인이다. 두통, 호흡기계 억압, 의식 수준 저하 등의 증상이 나타난다. 기도를 유지해주고 항히스타민, 기관지확장제, corticosteroid를 주사한다.

19

| 과목 | 성인간호학 | 난이도 | ●○○ | 정답 | ④ |

① 억제대 자체가 낙상 예방이 되지 않고 억제대 사용으로 인한 심한 손상을 초래할 수 있다.
② 바닥 등에 어질러진 물건들이 없도록 한다.
③ 침실이나 욕실 등에 보조등을 설치하여 시야가 확보되도록 한다.
⑤ 이동성 유지와 낙상 예방을 위해 안전한 범위 내에서 활동을 유지한다.

20

| 과목 | 성인간호학 | 난이도 | ●○○ | 정답 | ⑤ |

① 위산 감소
③ 체지방 감소
④ 간 기능 감소

PLUS TIP 노인 약물반응 변화요인

㉠ 사구체 여과율 감소로 인해 약물 배설이 되지 않고 축적된다.
㉡ 위산 감소로 산이 매개하는 약물 흡수가 저하된다.
㉢ 간 기능 감소로 약물대사가 원활하지 않고 작용시간이 길어진다.
㉣ 체지방 감소로 약물이 지방에 저장되지 못하고 작용 시간이 증가한다.

| 21 | 과목 | 성인간호학 | 난이도 | ●○○ | 정답 | ① |

② 맥박 상승
③ 체중 감소
④ 호흡 증가
⑤ 백혈구 증가

PLUS TIP 염증 증상

㉠ 5대 증상(국소적 반응) : 발열, 발적, 부종, 통증, 기능장애
㉡ 전신 증상 : 맥박 상승, 호흡 증가, 백혈구 증가, 오한, 통증, 전신허약, 피로, 체중 감소 등

| 22 | 과목 | 성인간호학 | 난이도 | ●○○ | 정답 | ① |

① 혈액순환을 촉진시켜 회복을 증진시킨다.
② 장관의 연동운동을 증진한다.
③ 전신마취로 인한 허탈된 폐의 확장을 도모한다.
④ 기관지 분비물 배액을 유도한다.
⑤ 호흡량과 심박출량 증가로 호흡기 합병증을 예방한다.

| 23 | 과목 | 성인간호학 | 난이도 | ●○○ | 정답 | ④ |

④ 심호흡으로 인한 폐포 환기로 폐의 허탈을 예방하며 폐 확장과 용량을 증진시킨다. 또한 흡입성 마취제와 점액을 배출시켜 조직의 산소화를 촉진한다.

| 24 | 과목 | 성인간호학 | 난이도 | ●○○ | 정답 | ⑤ |

⑤ 신경성 식욕부진은 의식적으로 음식물 섭취를 제한하는 증상을 보인다. 젊은 여성에게 많이 나타나며 심한 체중 감소 및 월경중단, 신체상 변화나 체중에 대한 공포, 왜곡된 정신 지각상태를 유발한다. 몸 전체 킬이 가늘고 피부가 건조하며 서맥, 과다한 활동 저체온, 저혈압, 악액질, 변비, 등의 증상을 동반하기도 한다.

| 25 | 과목 | 모성(여성)간호학 | 난이도 | ●○○ | 정답 | ② |

② 산모의 진결합은 11 ~ 11.5cm(13 - 1.5 ~ 2cm)로 예상됨에 따라 산과적 결합선은 10.5 ~ 11cm로 볼 수 있다.

PLUS TIP 산도

㉠ 진결합선
- 치골결합 상연 ~ 천골갑 까지의 길이(11cm)이다.
- 골반입구의 가장 짧은 경선으로 태아 선진부가 진골반 내에 진입하는 것을 결정한다.
- 진결합선 = 대각결합선 - 1.5 ~ 2cm

㉡ 대각결합선
- 치골결합 하연 ~ 천골갑 까지의 길이(12.5cm 이상)이다.
- 내진에 의해 측정가능하다.

㉢ 산과적결합선
- 치골결합 내면 ~ 천골갑 까지의 길이(10cm 이상)이다.
- 분만 시 가장 짧은 경선이다.
- 산과적결합선 = 진결합선 - 0.5cm

| 26 | 과목 | 모성(여성)간호학 | 난이도 | ●●○ | 정답 | ② |

② 덱사메타손 : 폐의 계면활성제 분비 유도로 태아의 폐 성숙을 도와 호흡곤란을 완화한다.
① 유토파 : 리토드린으로 β-교감신경항진제이며 자궁수축력을 감소시킨다.
③ 인도메타신 : NSAID 계열 약물로 자궁수축에 작용하는 프로스타글란딘의 생성을 억제한다.
④ 옥시토신 : 자궁수축을 증가시키는 작용을 한다.
⑤ 황산마그네슘 : 조산 위험이 있는 태아의 뇌 손상을 예방하는 신경보호제이다.

| 27 | 과목 | 모성(여성)간호학 | 난이도 | ●○○ | 정답 | ④ |

④ 경구피임약은 경구로 복용하여 배란을 억제시키는 호르몬이다. 분만 2주 이내, 비정상 생식기 출혈, 심혈관 질환, 뇌혈관 장애, 간기능 장애, 혈전성 정맥염, 고혈압, 당뇨, 고지혈증, 유방암, 편두통 환자에게는 금기한다.

| 28 | 과목 | 모성(여성)간호학 | 난이도 | ●●○ | 정답 | ⑤ |

① 빈맥이 나타난다.
② 미열이나 고열이 발생한다.
③ 골반 압통이 나타난다.
④ 악취 나는 농성 분비물이 발생한다.

> **PLUS TIP** 골반 염증성 질환 증상

㉠ 급성 증상
- 월경 중이나 직후에 나타난다.
- 심한 월경통을 호소하며 골반과 하복부에 심한 통증이 있다.
- 악취가 나는 농성 질 분비물이 있다.
- 38℃ 이상 고열이 발생하고 백혈구 증가증이 나타난다.
- 구역, 구토, 빈맥이 나타난다.
- 성교통, 배변통의 증상이 나타난다.

㉡ 만성 증상
- 만성 재발성 골반통이 나타나며 골반압통이 있다.
- 비정상적 질 출혈과 대하증이 발생한다.
- 37.7℃ 정도 미열이 발생하고 백혈구 수가 증가하며 적혈구 침강 속도가 증가한다.
- 배뇨곤란과 빈뇨가 나타난다.

29

| 과목 | 모성(여성)간호학 | 난이도 | ●●○ | 정답 | ② |

② 세포도말 검사 시 class 2는 염증으로 인한 이상세포 출현을 의미한다.

> **PLUS TIP** 세포진 검사(pap smear)

㉠ 자궁경부 세포검사로 악성 종양 진단 시 실시하며, 편평 원주 상피세포 접합부에서 얻은 세포를 검사한다.
㉡ class 1 : 이상 세포 없음
㉢ class 2 : 염증으로 인한 이상세포 출현
㉣ class 3 : 비정상 유핵세포
㉤ class 4 : 암을 생각할 수 있는 세포 출현
㉥ class 5 : 침윤암으로 볼 수 있을 만한 세포 출현

| 30 | 과목 | 모성(여성)간호학 | 난이도 | ●○○ | 정답 | ④ |

① 과소월경 : 경구피임약 복용으로 인해 자궁 내막 에스트로겐이 결핍되고 자궁경부협착, 체중 감소 등의 증상이 나타난다.
② 월경곤란증 : 골반의 기질적 병변이 없거나 동반될 때 나타나는 질환이다.
③ 생리적 무월경 : 기질적 원인 없이 월경을 하지 않는 것이다.
⑤ 무배란성 월경 : 배란이 일어나지 않는 월경으로 주기가 불규칙하거나 과도한 양의 출혈이 나타날 수 있다.

PLUS TIP 월경 전 증후군
㉠ 월경과 관련된 정서장애로 신체적, 정서적, 행동적으로 나타나는 복합 증후군이다.
㉡ 월경 시작 2 ~ 10일 전에 발현하여 월경 시작 직전이나 직후 소실된다.
㉢ 불안, 우울, 심한 감정기복, 집중력장애 등의 정서적 증상이 나타난다.
㉣ 두통, 골반통, 어지러움, 피로, 배변장애, 유방통 등의 신체증상이 나타난다.

| 31 | 과목 | 아동간호학 | 난이도 | ●○○ | 정답 | ① |

②④ 성장발달은 연속성과 방향성이 있어 단순한 동작에서 섬세하고 복잡한 동작으로, 머리에서 다리 방향으로, 중심부에서 말초방향으로 성장발달이 이루어진다.
③ 성장과 발달에는 일정한 순서가 있어 예측 가능하나 모든 부위가 같은 속도로 성장하지는 않으며 아동마다 개인차가 있어 성장발달 속도와 비율이 다르다.
⑤ 아동의 발달에서 성숙과 학습은 상호보완적인 관계이다.

| 32 | 과목 | 아동간호학 | 난이도 | ●○○ | 정답 | ④ |

④ 학령기 발달과업은 근면성 대 열등감으로 성취욕망이 강하며 과업에서 인정받기를 원한다.
① 영아기 발달과업은 신뢰감 대 불신감으로 어머니와의 애착관계를 통해 신뢰감을 형성한다.
② 청소년기 발달과업은 정체성 대 역할혼돈으로 부모로부터 독립하려 하고 정체성을 확립하고자 한다.
③ 유아기 발달과업은 자율성 대 수치심으로 자율성의 성취과정에서 거부증이 나타난다.
⑤ 학령전기의 발달과업은 주도성 대 죄의식으로 건강한 주도성을 확립하는 과정에서 부적절한 행동으로 인해 죄책감을 느낄 수 있다.

33 | 과목 | 아동간호학 | 난이도 | ●○○ | 정답 | ④

① 아동간호는 발달지연, 발달장애, 단계별 건강 문제 등을 모두 포함한다.
② 아동의 성장발달에는 유전과 환경의 복합적인 영향이 미친다.
③ 아동의 발달과정 중에 발생하는 문제를 다룬다.
⑤ 아동간호는 아동과 그의 가족을 대상으로 한 가족중심의 간호이다.

34 | 과목 | 아동간호학 | 난이도 | ●○○ | 정답 | ①

① 주로 성장판이나 뼈끝(골단)부위에 골절이 생긴다.
② 주로 생목골절이 나타난다.
③ 골격이 유연하여 융합이 더 빠르다.
④ 연령이 어릴수록 빠른 치유를 보인다.
⑤ 성인에 비해 불유합이 드물다.

PLUS TIP 아동 골절의 특징

㉠ 움직임이 증가하여 쉽게 골절이 발생한다.
㉡ 주로 구부러지거나 뒤틀리는 생목골절이 발생한다.
㉢ 성인보다 두껍고 강한 골막과 유연한 골격을 가지고 있어 골절 융합이 더 빠르게 나타난다.
㉣ 성장판이나 골단 부위에 골절이 잘 생긴다.

35 | 과목 | 아동간호학 | 난이도 | ●●○ | 정답 | ②

② 병리적 황달 : 황달이 출생 24시간 내 발생하거나 10 ~ 14일 이상 지속 되는 경우로, 혈청 빌리루빈 수치가 12mg/dL 이상이다. 생리적 황달은 생후 2 ~ 4일 내 나타나는 황달로 7일 내 자연 소실하며 혈청 빌리루빈 수치가 5mg/dL 이상이다.
① 대리석양 피부 : 피부가 냉기에 노출되면 일시적으로 전신에 나타나는 얼룩덜룩한 반점이다.
③ 할리퀸 : 신생아를 옆으로 뉘일 때 몸의 중앙선을 경계로 바닥에 닿은 부분이 붉고 윗부분은 창백한 상태로 일시적인 증상이다.
④ 태지 : 자궁 내에서 피부를 보호하기 위해 피부에 덮인 회백색의 치즈 같은 물질로 2 ~ 3일 후 건조되어 자연 소실된다.
⑤ 몽고반점 : 피부 진피층에 멜라닌 세포가 잘못 위치하여 생기는 반점으로, 보통 만 4 ~ 5세 사이에 자연적으로 사라진다.

| 36 | 과목 | 아동간호학 | 난이도 | ●○○ | 정답 | ③ |

① 예방접종은 가능한 오전에 접종한다.
② 삼각근 부위 피내주사로 투여한다.
④ 기본접종 시 생후 4주 이내에 접종한다.
⑤ 피내주사이므로 접종 부위를 문지르거나 누르지 않는다.

| 37 | 과목 | 정신간호학 | 난이도 | ●●○ | 정답 | ⑤ |

⑤ 환자는 4일 이상 지속되는 고양, 과대기분의 경조증삽화와 주요 우울삽화의 증상을 보인다.

PLUS TIP Ⅱ형 양극성 장애(bipolar disorder Ⅱ)

㉠ 여성에게 흔히 발병한다.
㉡ 경조증삽화와 주요 우울삽화가 교대로 일어난다.
㉢ 우울증이 주를 이루며 자살을 시도하기도 한다.

| 38 | 과목 | 정신간호학 | 난이도 | ●○○ | 정답 | ② |

①③④⑤ 예후가 나쁜 경우이다.

PLUS TIP 조현병(정신분열증)의 경과 및 예후가 좋은 경우

㉠ 뚜렷한 스트레스 원인이 있는 경우
㉡ 정서장애가 없는 경우
㉢ 발병이 늦고 급성으로 발병한 경우
㉣ 충분한 가족 지지체계가 있는 경우
㉤ 사회적·직업적·성적 기능이 양호한 경우

| 39 | 과목 | 정신간호학 | 난이도 | ●●○ | 정답 | ⑤ |

⑤ 비효율적 대응은 일반적인 자극이나 스트레스에 대해서 부정적인 반응을 하며 올바르지 않은 대처방식을 사용한다.

| 40 | 과목 | 정신간호학 | 난이도 | ●○○ | 정답 | ④ |

④ 불안증상에 관한 문제를 말할 수 있도록 지지하여야 한다.
① 무조건적인 약물 처방보다 환자의 파악과 관찰이 선행되어야 한다.
② 불안으로 인한 언어적, 비언어적 표시를 관찰하고 지지한다.
③ 불안에 관한 문제를 장시간 이야기하는 것은 불안을 더욱 가중시킨다.
⑤ 극도의 불안상태에서는 환자 불안이 감소될 때까지 곁에서 안심시켜 주는 것이 중요하다.

PLUS TIP 불안장애

㉠ 뚜렷한 원인 없이 생기는 광범위한 두려움과 불쾌감의 기분상태이다.
㉡ 기본적인 방어기제로 억압이 나타나며, 자율신경계 과민 증상들이 동반된다.
㉢ 억압으로 인한 불안과 긴장이 조절되지 않으면 2차적 방어기제가 동반된다.
㉣ 2차 방어기제가 동원되면 불안장애와 신경증의 증상들이 나타난다.

| 41 | 과목 | 정신간호학 | 난이도 | ●○○ | 정답 | ④ |

① 자기노출을 격려하며 지지집단의 참여를 권유한다.
② 치료 중 나타나는 증상을 심리적으로 지지하고 관리한다.
③ 약물의존환자는 해독, 길항제, 대처제 등의 방법을 사용해 치료한다.
⑤ 충동 행동이 강화되지 않도록 일관된 기준을 설정해 대응한다.

PLUS TIP 약물 중독환자 간호중재

㉠ 약물 중독자는 약물에 대한 자신의 조절 능력 부족을 인정하지 않는다.
㉡ 약물 사용이나 문제를 부정하고 약물 사용 이유를 남 탓으로 투사하며 합리화한다.
㉢ 대상자의 말과 행동에 담긴 의미를 그대로 수용하는 대신 잘 파악해야 한다.
㉣ 해독, 길항제, 대체제, 대증용법 등의 방법으로 치료한다.
㉤ 치료 중 나타나는 증상을 심리적으로 지지해 준다.
㉥ 약물의 역할에 대해 대상자와 함께 논의하고 지지집단 참여를 권유한다.

| 42 | 과목 | 지역사회간호 | 난이도 | ●○○ | 정답 | ④ |

①⑤ 3차 예방에 해당된다.
②③ 1차 예방에 해당된다.

PLUS TIP 질병 예방

㉠ 1차 예방: 질병을 막고자 하는 예방활동을 의미한다.
㉡ 2차 예방: 질병 발생 시 그 질병을 조기발견하고 초기치료하고자 하는 것을 의미한다.
㉢ 3차 예방: 질병 발병 후 합병증을 최소화하고 장애가 있는 대상자의 사회 기능을 강화하는 것을 의미한다.

| 43 | 과목 | 지역사회간호학 | 난이도 | ●○○ | 정답 | ② |

① 하수 수질오염 기준으로 이용한다.
③ BOD 증가 시 용존산소량은 감소한다.
④ BOD가 지수가 높을수록 오염도가 높음을 의미한다.
⑤ 20℃에서 5일간 측정한다.

PLUS TIP 생물학적 산소요구량(BOD)

㉠ 수중 유기물이 미생물에 의해 분해되는 데 필요한 산소량으로, 생물학적 산소요구량을 뜻한다.
㉡ 하수 수질오염 기준으로 이용한다.
㉢ 1단계는 20℃에서 5일간 탄수화물 산화에 소모되는 산소량을 측정한다.
㉣ 지수가 높을수록 오염도가 높음을 의심한다.
㉤ 용존산소량과 반비례한다.

| 44 | 과목 | 지역사회간호학 | 난이도 | ●○○ | 정답 | ④ |

① 조정자로서 대상자의 요구에 충족되는 최상의 서비스를 조직하고 통합한다.
② 연구자로서 간호문제를 도출하여 연구를 통해 결과를 실무에 적용하는 역할을 한다.
③ 상담자로서 대상자의 건강증진에 도움이 되는 의사결정을 하도록 돕는다.
⑤ 교육자로서 건강교육 프로그램을 기획하고 실시한다.

45

| 과목 | 지역사회간호학 | 난이도 | ●○○ | 정답 | ② |

① 종형 : 출생률, 사망률이 모두 낮은 구조로 50세 이상 인구 2배와 0 ~ 14세 인구가 같다.
③ 호로형 : 농촌인구의 유형으로 생산연령 인구가 많이 유출되는 구조이다.
④ 항아리형 : 낮은 사망률과 사망률보다 더 낮은 출생률로 인구가 감퇴하는 유형으로 0 ~ 14세 인구가 50세 이상 인구 2배가 되지 않는 구조이다.
⑤ 피라미드형 : 0 ~ 14세 유소년층 인구가 가장 많은 구조이다.

46

| 과목 | 간호관리학 | 난이도 | ●●○ | 정답 | ③ |

③ 질병을 치료하는 것은 의사의 역할이다.

PLUS TIP 전문간호사 역할

㉠ 교육자 : 간호활동을 증진시키고 환자의 교육을 담당한다.
㉡ 상담자 : 간호문제를 가진 환자의 문제를 해결한다.
㉢ 변화촉진자 : 전문영역 개발, 간호계획 수립과 수행을 고무시킨다.
㉣ 임상개발자 : 탁월한 임상개발 능력을 가진다.
㉤ 지도자 : 간호상황의 책임감과 조절력을 가진다.
㉥ 간호제공자 : 전문적 성숙도를 가지고 직접 간호를 제공한다.

47

| 과목 | 간호관리학 | 난이도 | ●●○ | 정답 | ② |

① 관리자와 직원이 함께 성과를 측정하여 설정된 목표와 비교, 분석한다.
③ 필요시 수정 가능한 융통성 있는 목표여야 한다.
④ 객관적으로 측정 가능하고 현실적으로 달성 가능한 목표여야 한다.
⑤ 조직 효율성과 노동생산성이 증가한다.

PLUS TIP 목표관리법(management by objective)

㉠ 목표설정은 상하급자 상호 간에 이루어진다.
㉡ 기대되는 결과가 예측 가능하고 실무에 효과적으로 적용할 수 있다.
㉢ 조직 구성원들이 조직 내로 동화되는 것이 용이하다.
㉣ 노동생산성이 증가하며 조직 효율성이 증가한다.

| 48 | 과목 | 간호관리학 | 난이도 | ●●○ | 정답 | ② |

① 전술기획은 중기기획이고 운영기획은 단기기획이다.
③ 전략기획은 불확실한 환경에서, 전술기획은 확실한 환경에서 기획한다.
④ 운영기획은 일선관리자에 의해 수립되고 전술기획은 중간관리층에 의해 수립된다.
⑤ 전략기획은 조직의 비전과 목표를, 운영기획은 구체적인 실행 계획을 수립한다.

PLUS TIP 기획의 유형

㉠ 전략적 기획
- 최고관리자에 의해 수립되는 장기기획이다.
- 조직 전체의 포괄적 목표를 달성하는 데 초점을 맞춘다.
- 조직의 장기적인 생존과 성장을 확인한다.
- 조직구성원에게 조직이 지향하는 분명한 목표와 방향을 제시한다.
- 미래의 문제와 기회를 예측한다.
- 위험하고 불확실한 환경에서 조직되므로 환경에 대한 정보 분석이 필요하다.
- 조직의 근본적 변화를 추구하는 리더십이 요구된다.
- 효율성을 증진시킨다.

㉡ 전술적 기획
- 중간관리층에서 주로 수립되는 중기기획이다.
- 전략적 기획을 위한 수단이다.
- 빠른 시간 내에 결과를 알 수 있고 구체적 행동으로 보일 수 있다.
- 전략적 기획보다 덜 위험하고 확실성이 높은 환경에서 이루어진다.

㉢ 운영적 기획
- 일선관리자에 의해 수립되는 단기기획이다.
- 명확하고 측정 가능한 것으로 전술적 기획을 구체화한다.
- 목표를 어떻게 달성할 것인지 계량적으로 기술한다.

| 49 | 과목 | 간호관리학 | 난이도 | ●○○ | 정답 | ④ |

④ 브레인스토밍 : 리더가 제시한 문제에 구성원들이 대면하여 자발적이고 자유적으로 아이디어를 지시하면서 집단으로 토의하는 방법이다.
① 전자회의 : 컴퓨터와 명목집단기법을 이용하여 문제를 제시하여 컴퓨터로 서로의 의견을 교류한다.
② 델파이법 : 설문지를 통해 각자의 의견을 제시하고, 설문지 수정 후 다시 의견을 제시하는 절차를 반복하며 최종결정을 내리는 방법이다.
③ 집단노트기법 : 문제에 대한 아이디어를 기록하고 다른 사람에게 넘겨 새로운 아이디어를 첨가하여 전체를 종합하여 문제를 해결하는 방법이다.
⑤ 명목집단법 : 구성원들이 상호 의사소통 없이 각자의 의견을 구조화된 절차로 평가하는 방법이다.

| 50 | 과목 | 간호관리학 | 난이도 | ●●○ | 정답 | ① |

② 현금예산 : 자본예산을 제외한 사실상의 운영예산으로 현금 입출금을 말한다.
③ 자본예산 : 장기계획과 관련된 투자예산, 주요 설비 비품의 구입을 위한 지출설비예산으로 이루어져 있다.
④ 인력예산 : 간호 및 간호보조인력 등 전 직원의 수, 형태, 급여 등으로 구성되며 근무하지는 않으나 조직에서 지급해야 하는 시간이나 혜택(신규간호사 교육, 병가, 휴가 등)이 포함된다.
⑤ 점진적 예산 : 전년도 경비에 근거하여 차기 연도의 물가 상승률 등을 고려하는 예산 수립 방법이다.

제 03 회 정답 및 해설

1	2	3	4	5	6	7	8	9	10
⑤	⑤	④	③	④	③	①	①	⑤	①
11	12	13	14	15	16	17	18	19	20
①	①	④	⑤	③	④	④	②	①	②
21	22	23	24	25	26	27	28	29	30
②	③	①	⑤	①	③	①	③	②	②
31	32	33	34	35	36	37	38	39	40
⑤	③	②	①	③	④	②	④	⑤	②
41	42	43	44	45	46	47	48	49	50
③	④	⑤	④	④	②	①	①	③	④

1

| 과목 | 성인간호학 | 난이도 | ●○○ | 정답 | ⑤ |

⑤ 정맥류(varicose vein)는 정맥 판막의 기능 이상 및 정맥압 상승으로 표재성 정맥이 확장되고 구불거리는 상태를 말한다. 원인으로는 가족력, 외상, 손상된 판막, 오래 서 있는 직업 등이 있다. 정맥류의 대표적인 증상으로는 검고 구불거리며 튀어나온 혈관, 거친 피부, 장기간 서 있을 때 증상의 악화, 다리 부종, 조이는 감각, 가려움, 종아리 경련 등이 있다.

2

| 과목 | 성인간호학 | 난이도 | ●○○ | 정답 | ⑤ |

⑤ 수술 후 욕창 발생 위험 요인은 다음과 같다. 수술 시 체위, 수술유형과 조직봉합방법, 수술시간(장시간), 체위 고정장치, 보온담요, 마취제, 혈관작용약물, 마찰, 피부소독과 세척에 의한 습기, 고령, 체중, 동반된 이환질환(당뇨, 심혈관질환 및 말초혈관질환 등), 조직관류 저하, 면역기능 저하, 부동, 근관절 가동범위 감소, 수술 전 손상된 피부상태 등이다.

	회독 오답수		
	1회독	2회독	3회독
	개	개	개

3

| 과목 | 성인간호학 | 난이도 | ●○○ | 정답 | ④ |

④ 제거했던 의치를 다시 끼워 넣는다.
① 눈을 곱게 감도록 쓸어내리며, 눈이 감기지 않을 경우 거즈로 덮는다.
② 체액이 흘러나오는 것을 방지하기 위함이다.
③ 입이 벌려지지 않고 다물어지게 하기 위함이다.
⑤ 얼굴 변색을 예방하기 위함이다.

PLUS TIP 사후 간호

㉠ 더러워진 신체부위는 닦아주고 깨끗한 환의로 갈아입힌 후 체액이 흘러나올 수 있으므로 둔부 아래에 흡수용 패드를 적용한다.
㉡ 입이 다물어지도록 둥글게 만 수건을 턱 아래에 적용하고 눈을 곱게 감도록 쓸어내린다. 눈이 감기지 않을 경우 거즈로 덮는다.
㉢ 사체를 앙와위로 하고 손바닥이 아래로 향하도록 팔을 양옆에 붙이거나 배위에 가로질러 놓고 얼굴 변색을 예방하기 위해 머리 아래 베개를 고이거나 머리를 약간 높게 올려준다.
㉣ 자연스런 안면 윤곽 유지를 위해 제거했던 의치를 다시 끼어 넣는다.
㉤ 삽입된 관을 제거하거나 피부에서 2.5cm 이내로 자른 후 테이프를 붙여 놓고 홑이불은 어깨선까지 덮어준다.
㉥ 이름표를 손목 또는 발목에 하나, 수의 표면에 하나를 붙인다.

4

| 과목 | 성인간호학 | 난이도 | ●●○ | 정답 | ③ |

③ digitalis제와 함께 이뇨제를 사용할 때 나타나는 부작용인 저칼륨혈증을 살핀다.

PLUS TIP digitalis 부작용

㉠ 심근세포 내 칼륨 통과 방해로 인한 심장기능 장애를 초래한다.
㉡ 이뇨제 병용 시 저칼륨혈증, 저나트륨혈증 초래 가능성이 있다.

| 5 | 과목 | 성인간호학 | 난이도 | ●●○ | 정답 | ④ |

① 음식은 중력에 의해 서서히 주입한다.
② 찬 음식은 소화장애를 일으키므로 피한다.
③ 매 급식 때마다 관을 바꾸면 식도손상의 우려가 있다.
⑤ 주입 직후 눕히면 역류 및 흡인 위험이 있다.

| 6 | 과목 | 성인간호학 | 난이도 | ●○○ | 정답 | ③ |

③ 적절한 예방 백신은 현재 존재하지 않으며, 항생제는 중증인 경우나 시설 등에서 집단 치료가 필요한 경우 사용한다.

| 7 | 과목 | 성인간호학 | 난이도 | ●●○ | 정답 | ① |

① 복막염일 경우 병변부위 반동 압통이 심하고 근육이 강직된다.

PLUS TIP 복막염 증상

㉠ 반동압통과 근육강직
㉡ 배부분 팽만과 마비성 장폐색
㉢ 미열, 구역, 구토
㉣ 창자소리(-)

| 8 | 과목 | 성인간호학 | 난이도 | ●●○ | 정답 | ① |

① 궤양성 대장염의 증상으로는 혈액과 점액을 포함한 묽은변 또는 설사 및 복통, 탈수, 열, 체중 감소, 빈혈 등이 있다.

| 9 | 과목 | 성인간호학 | 난이도 | ●○○ | 정답 | ⑤ |

⑤ 소화성 궤양은 위장관의 점막이 위액에 의해 손상되는 질환으로 염산과 펩신에 노출되는 위장관 어느 부위에서나 발생할 수 있다. 증상으로는 복통(타는 듯하고 쥐어짜는 듯한 통증 등), 속 쓰림, 역류, 오심 및 구토, 출혈 및 출혈로 인한 흑색변 등이 있으며 증상악화 시 저식이섬유를 권장한다. 사용되는 약제로는 제산제 및 점막방어벽 보호제(sucralfate), 위산분비억제제(히스타민수용체 차단제, 양성자펌프억제제, 부교감신경차단제) 등이 있다. 비스테로이드소염제는 소화성 궤양의 증상을 악화시킨다.

| 10 | 과목 | 성인간호학 | 난이도 | ●○○ | 정답 | ① |

① 혈전이나 색전 발생으로 사망까지 이를 수 있다.

PLUS TIP 다혈구증(다혈구혈증)

㉠ 적혈구가 증가하는 골수질환이다.
㉡ 백혈구 증가증, 혈소판 증가증을 동반한다.
㉢ 혈액점도 상승과 혈소판 장애로 혈전, 색전이 생성된다.

| 11 | 과목 | 성인간호학 | 난이도 | ●○○ | 정답 | ① |

② 당과 단백은 미검출된다.
③ 하루 배설량은 1.2 ~ 1.8L이다.
④ 색은 미색이거나 호박색이며 투명하다.
⑤ 약산성을 띤다.

PLUS TIP 정상 소변의 특성

㉠ 산도 : 4.6
㉡ 비중 : 1.005 ~ 1.025
㉢ 당, 케톤, 단백질, 빌리루빈, 세균 : 미검출
㉣ 적혈구 : 0 ~ 3
㉤ 백혈구 : 0 ~ 4
㉥ 1회 배설량 : 400ml

| 12 | 과목 | 성인간호학 | 난이도 | ●○○ | 정답 | ① |

② 통목욕보다 샤워를 권장한다.
③ 비타민C 섭취를 증가한다.
④ 침상안정을 한다고 감염위험을 예방하는 것은 아니다.
⑤ 회음부는 요도에서 항문 방향으로 세정한다.

| 13 | 과목 | 성인간호학 | 난이도 | ●○○ | 정답 | ④ |

④ 신우신염은 갈비뼈 척추각 압통과 flank pain이 발생한다. 발열, 추위, 심한 쇠약감을 호소하며 악취나는 탁한 소변과 배뇨통, 빈뇨, 긴급뇨, 야간뇨의 증상이 있다. 오심, 구토, 설사 등 소화기계 증상이 나타난다.

| 14 | 과목 | 성인간호학 | 난이도 | ●○○ | 정답 | ⑤ |

① 50세 이상
② 임신 경험이 없는 사람
③ 초경연령이 이른 사람
④ 완경연령이 늦은 사람

📖PLUSTIP 유방암 위험 요인
㉠ 유전
㉡ 50세 이상
㉢ 빠른 초경이나 늦은 완경
㉣ 30세 이후 초산
㉤ 임신 경험이 없는 사람
㉥ 수유 경험이 없는 사람
㉦ 비만

| 15 | 과목 | 성인간호학 | 난이도 | ●●○ | 정답 | ③ |

①④ 전립샘의 비대와 결절 조직이 증가한다.
② 배뇨시작이 지연되고 감소된 소변 흐름이 나타난다.
⑤ 다뇨는 전립성 비대증의 보편적인 증상이 아니다.

| 16 | 과목 | 성인간호학 | 난이도 | ●○○ | 정답 | ④ |

④ 임질의 주 증상으로 임균성 인후염, 요도 장액성 분비물, 작열감, 빈뇨, 배뇨곤란이 나타난다.

| 17 | 과목 | 성인간호학 | 난이도 | ●○○ | 정답 | ④ |

① 자외선 노출을 제한한다.
② 평균 체중을 유지한다.
③ 완경기 여성은 6개월에 한 번 유방조영술을 실시한다.
⑤ 고지방 식이는 여러 암 발생 위험을 증가시킨다.

📖PLUSTIP 암 예방과 조기발견
㉠ 건강한 식습관과 적당한 운동, 스트레스 관리로 건강한 생활양식을 수립한다.
㉡ 정기적 진단 검사를 실시한다.

| 18 | 과목 | 성인간호학 | 난이도 | ●●○ | 정답 | ② |

② 당뇨는 당화혈색소가 6.5% 이상이거나, 공복혈장농도가 126mg/dl 이상, 경구당부하검사 상 2시간째 포도당농도가 200mg/dl 이상, 혈장 포도당 농도가 200mg/dl 이상, 식후 혈당 180mg/dl 이상일 경우 간호중재가 필요하다.

| 19 | 과목 | 성인간호학 | 난이도 | ●●○ | 정답 | ① |

①④ 프로트롬빈은 혈액응고인자, 칼슘이온, 인지질 등에 의해 트롬빈으로 전환되고 피브리노겐은 트롬빈에 의해 간에서 피브린으로 중합되어 혈액을 응고시킨다.
② 혈관내피세포 손상 시 세동맥 평활근의 경련성 수축으로 손상된 혈관으로의 혈류가 감소하고 지혈된다.
③ 혈소판은 골수에 있는 거핵구의 세포질에서 유래하며 손상된 혈관내피세포의 표면에 부착해 혈소판을 응집시켜 혈소판 응괴를 만들고 에피네프린, 아라키돈산, 콜라겐, 트롬틴, 아데노신삼인산은 혈소판 응집을 촉진시킨다.
⑤ 응고 후 불필요해진 혈전은 혈관의 재개통을 위해 플라스민 등에 의해 용해된다.

| 20 | 과목 | 성인간호학 | 난이도 | ●○○ | 정답 | ② |

② 급성 통증 시 통증점수가 상승할수록 혈압, 호흡수, 맥박수, 혈당 수치는 증가하고 동공은 확대된다.

| 21 | 과목 | 성인간호학 | 난이도 | ●○○ | 정답 | ② |

② 인공능동면역: 예방접종을 통해 얻게 된다.
① 자연능동면역: 질병을 앓고 난 후 얻게 된다.
③ 인공수동면역: 혈청글로블린 같은 예방목적 외 치료목적으로 사용되는 항체를 주입함으로써 얻게 되는 것이다.
④ 자연수동면역: 태아가 모체의 태반이나 모유를 통해 전달받는 것을 말한다.
⑤ 비특이면역: 외부 침입에 대해 즉각적으로 나타나는 선천 면역을 아울러 말한다.

PLUS TIP 면역 구분

면역은 선천적인 자연면역과 후천적인 획득면역으로 나뉜다. 능동면역은 스스로가 항체와 림프구를 능동적으로 생산하는 것으로 질병을 앓고 난 후 얻게되거나 예방접종을 통해 얻을 수 있는 것이다. 수동면역은 다른 사람이나 동물에 의해 만들어진 항체를 인체에 주입하여 면역이 형성되게 하는 것이다.

22

| 과목 | 성인간호학 | 난이도 | ●○○ | 정답 | ③ |

① 지연성 과민반응에는 항체가 관여하지 않으며 감작된 T세포가 림포카인을 유리시켜 항원에 대한 식균작용을 지시하여 발생한다.
② 즉시 발현된다.
④ 면역복합체성 과민반응은 IgG, IgM 항체에 의해 매개된다. IgE 항체는 아나필락틱 과민반응에 해당한다.
⑤ T세포가 매개하는 지연형 반응으로, 수시간 ~ 수일 후에 발현된다.

23

| 과목 | 성인간호학 | 난이도 | ●○○ | 정답 | ① |

① HBeAg 양성, HBsAb 음성이면 B형간염 보균자인 상태이며, HBeAg 음성, HBsAb 음성이면 B형간염 백신 접종을 해야 하는 상태이다. HBeAg 음성, HBsAb 양성은 항체(면역)를 가지고 있는 상태이다.

24

| 과목 | 성인간호학 | 난이도 | ●○○ | 정답 | ⑤ |

⑤ 제7뇌신경은 안면신경으로 얼굴 표정과 혀 전방의 미각, 타액 분비의 기능을 담당한다. 바이러스 감염, 스트레스, 추운 환경에 장시간 노출될 경우 안면신경이 손상되어 안면근육이 마비된다. 안면근육 마비로 휘파람 불기, 미소 짓기, 눈 감기, 이마 주름잡기, 눈썹 치켜 올리기 등의 동작을 할 수 없고 혀 전방 2/3 미각을 상실하며, 마비된 쪽의 타액이 계속 흐르게 된다.
① 제12뇌신경인 설하신경과 관련 있다.
② 제1뇌신경인 후신경과 관련 있다.
③ 제9뇌신경인 설인신경과 관련 있다.
④ 제11뇌신경인 부신경과 관련 있다.

25

| 과목 | 모성(여성)간호학 | 난이도 | ●○○ | 정답 | ① |

① 요도 pH 증가로 요도염 위험이 증가한다.
② 질내 pH 증가로 위축성 질염이 발생할 수 있다.
③ 질의 탄력성과 긴장도가 감소한다.
④ 질 건조와 분비물 감소가 나타난다.
⑤ 골반저부근육이 약화된다.

| 26 | 과목 | 모성(여성)간호학 | 난이도 | ●○○ | 정답 | ③ |

③ 혈중 칼슘 농도 저하로 뼈에서 칼슘이 유출되어 골밀도 저하가 나타난다.

PLUS TIP 완경에 따른 신체변화

㉠ 혈중 칼슘 농도 저하로 뼈에서 칼슘이 유출되어 골밀도 저하가 타나난다.
㉡ 자율신경계 불안정에 따른 모세혈관 수축과 이완 장애가 생긴다.
㉢ 에스트로겐과 인히빈 분비가 저하되고 난포자극호르몬 분비 증가, 황체호르몬 분비가 저하된다.
㉣ 에스트로겐 저하로 인한 고밀도 지질 단백 콜레스테롤이 감소한다.

| 27 | 과목 | 모성(여성)간호학 | 난이도 | ●○○ | 정답 | ① |

① 임신 시 에스트로겐과 프로게스테론의 영향으로 자궁이 증대되고 이는 자궁저부의 높이를 측정하여 확인할 수 있다. 자궁저부의 높이는 임신 12 ~ 14주에 치골결합 위로 올라와 임신 22 ~ 24주경 제와 부위로 올라오고 임신 말기인 36주경 검상돌기 수준에 도달한다. 임신 38 ~ 40주에 태아는 골반강으로 하강하여 자궁저부의 높이는 내려간다.

| 28 | 과목 | 모성(여성)간호학 | 난이도 | ●○○ | 정답 | ③ |

③ 월경 후 2 ~ 3일은 난자가 방사선 영향을 적게 받고 자궁내막이 증식하기 전으로 조영제 소통이 원활하다.

PLUS TIP 자궁난관조영술

㉠ 검사목적 : 난관의 위치와 소통 여부, 운동성 정도를 알아보기 위함이다.
㉡ 검사시기 : 월경이 후 2 ~ 3일이 적당하다.
㉢ 검사방법 : 경관에 캐뉼라를 삽입하고 자궁강 내 조영제를 투여하여 자궁과 난관을 촬영한다.

| 29 | 과목 | 모성(여성)간호학 | 난이도 | ●○○ | 정답 | ② |

② 장액성, 백색오로가 6주 이상 지속되는 것은 자궁내막염을 의심할 수 있다.

PLUS TIP 오로

㉠ 산후 3일 정도 적색오로가 분비된다.
㉡ 산후 4 ~ 10일 정도 갈색오로가 분비된다.
㉢ 산후 10 ~ 20일 정도 백색오로가 분비된다.
㉣ 산후 3주 정도 뒤 오로는 거의 사라진다.

| 30 | 과목 | 모성(여성)간호학 | 난이도 | ●●○ | 정답 | ② |

① 포상기태 : hCG(임신검사) 양성으로 나타난다.
③ 자궁경부암 : 하부생식기 성 전파성 감염 경험으로 나타난다.
④ 자궁내막암 : 폐경 후 비정상적이거나 불규칙한 출혈이 나타난다.
⑤ 자궁내막증식증 : 자궁내막이 비정상적으로 증식한다.

PLUS TIP 자궁선근증

㉠ 자궁내막 샘조직과 간질이 자궁근층에 존재한다.
㉡ 통증이 있는 커다란 자궁이 촉지되며 만성 골반통이 나타난다.
㉢ 성교통과 속발성 월경통이 발생하며 월경과다 증상이 있다.

| 31 | 과목 | 아동간호학 | 난이도 | ●●○ | 정답 | ⑤ |

① 동맥관은 폐동맥과 대동맥 사이에 있다.
② 모체혈관과 태아 혈관은 태반을 통해 연결되어 있다.
③ 제대혈관은 2개의 동맥과 1개의 정맥으로 되어 있다.
④ 난원공은 출생 직후 기능적 폐쇄한다.

PLUS TIP 태아 순환

㉠ 모체와 태아의 혈관은 태반을 통해 열결되어 있다.
㉡ 제대혈관은 2개의 동맥과 1개의 정맥으로 되어 있다.
㉢ 태아에게만 존재하는 순환기계
　• 정맥관 : 제대정맥과 아래대정맥 사이에 있다.
　• 난원공 : 오른심방과 왼심방 사이에 있고, 출생 직후 기능적 폐쇄한다.
　• 동맥관 : 폐동맥과 대동맥 사이에 있고, 4일 이내 기능적 폐쇄한다.
㉣ 태아 폐순환 : 태반 → 제대정맥 → 정맥관 → 아래대정맥 → 오른심방 → 타원구멍 → 왼심방 → 왼심실 → 대동맥 → 팔과 머리 → 위대정맥 → 오른심방 → 오른심실 → 폐동맥 → 동맥관 → 대동맥 → 다리와 몸통 → 제대동맥 → 태반

32

| 과목 | 아동간호학 | 난이도 | ●○○ | 정답 | ③ |

③ apgar score는 신생아의 심박동수, 피부색, 근긴장도, 호흡노력, 자극에 대한 반응 5가지 항목을 평가한다.

PLUS TIP apgar score

㉠ 신생아 상태 파악을 위한 점수 도구이다.
㉡ 출생 후 1분과 5분에 평가 한다.
㉢ 7 ~ 10점은 자궁 외 생활 적응에 어려움이 없음, 4 ~ 6점은 중정도의 적응곤란, 0 ~ 3점은 심한 적응곤란으로 평가한다.

33

| 과목 | 아동간호학 | 난이도 | ●○○ | 정답 | ② |

① 태지가 거의 없다.
③ 머리가 몸보다 상대적으로 크다.
④ 몸과 머리에 가늘고 보들보들한 털이 있다.
⑤ 피부는 밝은 분홍빛을 띤다.

PLUS TIP 미숙아의 신체적 특징

㉠ 태지가 거의 없다.
㉡ 매우 작고 수척해 보인다.
㉢ 귀 연골이 부드럽고 잘 접힌다.
㉣ 피부는 밝은 분홍색으로 빛이 나고 부드럽다.
㉤ 손, 발바닥에 주름이 많이 생기지 않아 부드럽다.
㉥ 남아 음낭 주름이 적으며 고환은 하강하지 않은 상태일 수 있다.
㉦ 여아의 음순과 음핵이 돌출되어 있고 대음순이 덜 발달되어 있다.
㉧ 머리에 가늘고 보들보들한 머리카락이 있고 온몸에 가는 솜털이 나 있다.
㉨ 발달방향이 머리에서 발로 진행되는 특성으로 머리가 몸에 비해 상대적으로 크다.

| 34 | 과목 | 아동간호학 | 난이도 | ●○○ | 정답 | ① |

① 경련 시 자극을 제공하는 것은 경련을 악화시킬 수 있으므로 의식을 완전히 회복할 때까지 조용한 환경을 제공하며 혼자 두지 않는다. 또한 신체보호대를 적용하는 것은 아동을 자극할 수 있으므로 경련 시 신체보호대를 적용하지 않는다.
②③ 경련과 함께 발열이 동반되었으므로 열성경련에 해당한다. 경련 시 경련의 양상을 사정하고 고열로 인한 탈수를 예방하기 위해 탈수 유무를 확인한다. 열을 내리기 위해 옷을 벗기고 미온수 마사지를 시행하며 필요시 정맥으로 수액을 공급하고 해열제를 투약한다.
④ 경련 시 손상을 예방하기 위해 주위 위험한 물건을 치우고 침상난간을 올려 낙상을 예방한다.
⑤ 향후 치료 및 경련 분류에 필수적이므로 지속 시간, 시작 부위, 안구 편위 등의 경련 양상을 주의 깊게 기록한다.

| 35 | 과목 | 아동간호학 | 난이도 | ●○○ | 정답 | ③ |

③ 미숙아는 산소 공급을 고농도 산소요법으로 받는다. 망막이 충분히 성숙하지 못한 미숙아는 고농도 산소로 인해 미숙아 망막증이 유발된다. 따라서 산소 농도 모니터링을 하면서 산소 투여를 해야 한다.

| 36 | 과목 | 아동간호학 | 난이도 | ●○○ | 정답 | ④ |

④ 생나무 골절 : 한쪽은 구부러지고 다른 쪽은 골막과 뼈까지 뚫고 부러진 형태로 아동에게 자주 발생하는 유연 골절이다.
① 횡골절 : 직접적인 타격이나 압력으로 인해 골절선이 뼈 장축과 수직을 이루고 날카롭게 생긴다.
② 개방 골절 : 외부의 힘으로부터 피부와 연부조직에 개방성 손상을 일으키고 내부 골절까지 발생한다.
③ 경사 골절 : 골절선이 뼈를 가로질러 비스듬하게 사선으로 생긴다.
⑤ 나선 골절 : 갈라지거나 끊어진 면에 연속성이 없는 형태의 골절이다.

| 37 | 과목 | 정신간호학 | 난이도 | ●○○ | 정답 | ② |

② 평소 사용하는 물건은 항상 같은 자리에 두어 대상자가 쉽게 찾을 수 있도록 한다.

PLUSTIP 치매 환자 간호중재
㉠ 대상자가 최고의 신체기능을 유지하는 데 중점을 둔다.
㉡ 알츠하이머 진행을 호전시키거나 멈출 수는 없으므로 약물요법을 사용한다.
㉢ 가족 상담과 교육을 통해 대상자 간호의 부담을 줄인다.
㉣ 대상자가 생활하는 공간은 적절한 조명과 문자판이 큰 시계나 물건을 비치한다.

⑩ 일관성 있는 태도로 대상자를 대한다.
ⓑ 서두르지 않으며 분명하고 간결한 어조로 대상자와 의사소통한다.
ⓢ 공감적 태도와 수용적 태도로 대상자를 대한다.
ⓞ 비언어적 의사소통은 대상자를 안심시키는 데 효과적이다.

38

| 과목 | 정신간호학 | 난이도 | ●○○ | 정답 | ④ |

④ 환자가 보이는 증세는 섬망 증세로 수술 회복과정에서 나타나는 지남력 상실, 불안 등의 증세로 인한 사고과정 변화이다. 수술 후 나타나는 섬망은 일시적이고 가역적이며 수일에서 수주 내 회복한다.

PLUS TIP 섬망

㉠ 시간, 장소에 관한 지남력의 상실을 특징으로 하는 정신적 혼란 상태이다.
㉡ 관심을 변경하거나 지속할 수 없을 때 의식의 혼란 상태로 발생한다.
㉢ 발병 시 하루 사이에도 증상 기복을 보이며 몇 시간에서 며칠 동안 증상을 나타내기도 한다.
㉣ 지리멸렬하고 조리 없는 말, 목적 없는 신체활동, 끊임없는 생각의 흐름, 혼란, 지남력 상실과 같은 사고과정 장애를 동반한다.
㉤ 기질적 원인을 가지고 있으며 가역적이다.

39

| 과목 | 정신간호학 | 난이도 | ●○○ | 정답 | ⑤ |

⑤ 일차성 수면장애 : 신체적, 정신적 장애와 관련없이 불면증이 나타난다.
① 기면병 : 충분한 밤잠에도 불구하고 낮에 갑자기 졸음에 빠져든다.
② 수면발작 : 일시적, 불가항력적인 수면이 되풀이 된다.
③ 폐쇄수면무호흡증 : 수면 중 반복적인 상기도 폐쇄로 호흡이 멈추고 각성이 일어난다.
④ 수면 중 경악장애 : 수면 전반부 갑자기 소리를 지르거나 울면서 깨는 행동이 반복된다.

40

| 과목 | 정신간호학 | 난이도 | ●○○ | 정답 | ② |

② 지문에 나오는 A 씨는 1주 이상 지속되는 조증 삽화(manic episode)를 겪었으며 이러한 조증 삽화는 우울증 삽화에 선행하였다. 이는 '적어도 한 번 이상의 조증 삽화가 적어도 1주일 이상 지속됨', '조증 삽화는 경조증 삽화 혹은 우울증 삽화에 선행하거나 이후에 나타남'에 속하여 I 형 양극성 장애의 진단기준을 충족한다.

| 41 | 과목 | 정신간호학 | 난이도 | ●○○ | 정답 | ③ |

③ 노인의 정신장애 간호중재에서 목표는 현실 지남력을 최대로 제공하는 것이다. 대상자가 쉽게 읽을 수 있도록 숫자판이 큰 시계와 달력을 배치하는 것을 시작으로, 방, 화장실 등 자주 오가는 공간에 표지판이나 풍선을 설치하고 환경에 익숙해질 수 있도록 음악을 제공하는 등 노인 대상자의 무능력을 감소시켜 독립성을 최대화하는 것이 중요하다.

| 42 | 과목 | 지역사회간호학 | 난이도 | ●○○ | 정답 | ④ |

① 의료비가 높다.
② 의료의 질이 높다.
③ 의료인의 재량권이 많이 분비된다.
⑤ 의료기관의 경쟁이 심화된다.

PLUS TIP 자유방임형 의료전달체계
㉠ 정부의 간섭과 통제를 최소화한 제도이다.
㉡ 국민의 자유와 능력을 최대한 존중한다.
㉢ 의료의 질적 수준이 높다.
㉣ 의료인의 재량권이 많이 부여된다.
㉤ 의료기관의 경쟁이 심화된다.
㉥ 지역, 계층 간 심한 편차로 비효율적으로 자원을 이용하게 되고 의료비가 높다.

| 43 | 과목 | 지역사회간호학 | 난이도 | ●○○ | 정답 | ⑤ |

⑤ 사회적 재난 : 국가기반체계 마비와 감염병 확산 등으로 인한 피해이다.
① 자연재난 : 자연현상으로 인해 발생하는 재해이다.
② 인적재난 : 인간의 부주의로 발생하는 사고성 재해이다.
③ 특수재난 : 인위적 원인에 의한 불특정 다수의 범죄행위로 일어나는 재해이다.
④ 환경재난 : 환경오염이나 생태계 파괴 등으로 발생하는 재난이다.

44

| 과목 | 지역사회간호학 | 난이도 | ●○○ | 정답 | ④ |

① 임신이 될 가능성이 높다.
②③ 영구적 피임방법이다.
⑤ 초기 모유수유를 하는 산모에게 권장되지 않는다.

> **PLUS TIP** 자궁 내 장치
> ⊙ 자궁 내 수정란이 착상하지 못하도록 하는 피임방법이다.
> ⓒ 월경 시작 5일 이내에 시행한다.
> ⓒ 임신경험이 없거나 활동성 골반 감염이 있는 경우는 시행하지 못한다.

45

| 과목 | 지역사회간호학 | 난이도 | ●○○ | 정답 | ④ |

④ 시설격리 : 작업자와 유해인자 사이에 방호벽을 쌓고 원격조정 또는 자동감시체계 등을 사용하여 유해인자를 다루는 것으로 격리의 한 방법이다.
① 공정변경 : 작업 환경 대책의 근본 방법으로 공정과정 중 유해한 공정과정에 대해 보다 안전하고 효율적인 공정과정으로 변경하는 방법이다.
② 시설변경 : 여건이 되지 않거나 공정변경이 도움이 되지 않을 경우 사용하던 시설 또는 기구를 변경하는 것으로 대치의 한 방법이다.
③ 물질격리 : 인화성 물질, 독성 물질 등 유해물질을 따로 격리하여 저장하는 것으로 격리의 한 방법이다.
⑤ 행정적 관리 : 작업시간 단축, 안전교육 등을 통해 작업자의 행동이나 절차를 통제하는 방법이다.

46

| 과목 | 간호관리학 | 난이도 | ●○○ | 정답 | ② |

② 포괄수가제 : 질병군에 따라 미리 책정된 일정액의 진료비를 내는 제도이다.
① 인두제 : 일정한 수의 가입자가 의료공급자에게 등록하고, 의료공급자는 정해진 범위 안의 보건의료서비스를 가입자에게 제공한다.
③ 총액계산제 : 보험자측과 의료공급자 간에 제공되는 서비스에 대한 총액을 주기로 협의한 후 결정된 진료비 총액을 지급한다.
④ 행위별수가제 : 제공되는 모든 의료행위에 대한 항목별 의료비가 책정된다.
⑤ 일당정액제 : 미리 정해진 금액을 입원 일수에 따라 지불하는 제도이다.

| 47 | 과목 | 간호관리학 | 난이도 | ●○○ | 정답 | ① |

① 설명 및 동의 의무: 수술 등 침습적인 의료행위에서 예후가 나쁜 결과가 발생할 수도 있는 경우 환자의 자기결정이 요구되는데 이때 필요한 정보를 제공하고 동의를 구하여야 하는 의무이다.
② 주의의무: 유해한 결과가 발생하지 않도록 주의해야 하는 의무이다.
③ 확인의무: 간호의 행위와 내용이 정확하게 이루어지는가를 확인해야 하는 의무이다.
④ 비밀유지의무: 의료인이 환자의 신뢰를 바탕으로 알게 된 환자에 대한 정보 및 사실에 대해 보호해야 하는 의무이다.
⑤ 기록의무: 환자 진단과 치료 내용을 상세히 기록하고 서명하여야 하는 의무이다.

| 48 | 과목 | 간호관리 | 난이도 | ●○○ | 정답 | ① |

① 표준주의: 병원 내 모든 환자와 오염된 기구 및 물체에 적용하는 것으로 대표적인 예로는 손씻기가 있다.
② 비말주의: 비말이 90cm 이내의 사람에게 전염되는 것으로 마스크를 착용하는 것으로 예방 가능하다.
③ 접촉주의: 병실을 나오기 전과 후 손씻기를 철저히 하고 개인 측정기를 사용한다. 혈액주의는 B형 및 C형 간염과 VDRL, HIV가 해당된다.
④ 공기주의: 작은 입자의 공기전파를 통해 감염이 발생하는 것으로 음압병실 및 1인실에 시간당 6 ~ 12회 환기가 해당한다.
⑤ 보호격리: 면역저하 환자를 보호하기 위한 방법으로 손위생, 방문객 제한, 헤파필터 사용 등이 해당한다.

| 49 | 과목 | 간호관리 | 난이도 | ●○○ | 정답 | ③ |

①④⑤ 위임을 받는 간호사의 능력 수준에 맞는 권한 위임을 하며 기대되는 결과를 달성할 수 있을 정도의 위임을 해야 한다.
② 권한이 위임되었다고 책임이 위임되는 것은 아니다.

PLUS TIP 권한 위임 시 고려사항

㉠ 기대되는 결과를 달성할 수 있을 정도의 권한을 위임한다.
㉡ 부하의 능력수준에 맞는 권한을 위임한다.
㉢ 위임하는 사람의 통솔 범위 내 권한을 위임한다.
㉣ 상부에서 하부로 이루어지도록 연쇄적 위임을 한다.
㉤ 위임되는 권한은 명백해야 하며 권한이 위임되었다고 책임까지 위임되는 것은 아니다.

| 50 | 과목 | 간호관리 | 난이도 | ●○○ | 정답 | ④ |

④ 업무가 단순할수록 관리 범위가 넓어진다.
① 비전문적 업무일수록 관리 범위는 좁아진다.
② 통솔범위와 계층수는 반비례관계이다.
③ 부하직원의 자질이 부족할 경우 관리 범위가 좁아진다.
⑤ 권한과 책임이 명확할수록 관리 효율이 높아지므로 관리 범위가 넓어진다.

PLUS TIP 통솔범위의 영향 요인

㉠ 관리자의 능력과 시간
㉡ 부하직원의 자질과 의식구조
㉢ 업무의 특성
㉣ 막료부서의 지원능력
㉤ 작업장소의 지리적 분산 정도
㉥ 계층제의 기능
㉦ 권한의 명확성
㉧ 조직의 계획과 통제

제 04 회 정답 및 해설

1	2	3	4	5	6	7	8	9	10
④	⑤	④	④	③	④	②	②	④	④
11	12	13	14	15	16	17	18	19	20
②	④	①	③	①	④	⑤	②	②	②
21	22	23	24	25	26	27	28	29	30
②	④	⑤	④	③	④	⑤	④	②	④
31	32	33	34	35	36	37	38	39	40
④	④	⑤	③	①	④	④	④	③	④
41	42	43	44	45	46	47	48	49	50
③	③	①	③	②	②	②	⑤	④	③

1

| 과목 | 성인간호학 | 난이도 | ●○○ | 정답 | ④ |

④ 피부는 자외선에 의한 비타민D 합성을 도우며, 이는 칼슘과 인의 흡수를 도와 뼈를 단단하게 한다.

2

| 과목 | 성인간호학 | 난이도 | ●●○ | 정답 | ⑤ |

⑤ 수술이 끝나면 환자는 회복실에서 머물며 활력징후, 의식 정도, 수술 부위 등을 사정받게 된다. 이후 환자가 정상적인 상태라고 판단될 경우 병실로 이송된다.
① 배액량이 과도할 경우 출혈, 감염, 열개의 가능성이 있으므로 상처 부위를 살피고 주치의에게 보고하여야 한다.
② 초기 회복 단계에는 조기이상을 권장한다.
③ 복식호흡을 하여야 한다.
④ 체온이 높게 측정되는 데에는 감염 외에도 부동으로 인한 폐 합병증의 가능성이 있기 때문에 우선 심호흡과 강화폐활량계 사용, 기침 등을 권고하여야 한다.

	회독 오답수		
	1회독	2회독	3회독
	개	개	개

3 | 과목 | 성인간호학 | 난이도 | ●○○ | 정답 | ④ |

④ 심실 빈맥은 3개 이상의 심실 조기박동이 100회/분 이상으로 연속하여 나타나는 것으로, 발생 기전은 자동성 항진과 회귀 기전에 의해 발작적으로 일어난다. 심실 빈맥은 심실세동으로 이어지는 치명적인 부정맥이며 가장 흔한 원인으로는 관상 동맥 질환을 꼽을 수 있다. 맥박이 없는 심실 빈맥은 심실세동과 같은 방법으로 빠른 심폐소생술과 더불어 제세동이 시행되어야 한다.

4 | 과목 | 성인간호학 | 난이도 | ●○○ | 정답 | ④ |

① 복식호흡을 교육한다.
② 울혈성 심부전 초기치료에 강심제를 사용한다.
③ 반좌위를 취해 호흡곤란을 예방한다.
⑤ 수분 및 염분을 제한한다.

5 | 과목 | 성인간호학 | 난이도 | ●○○ | 정답 | ③ |

③ Cr 0.4 ~ 1.2mg/dl
① Hb 14 ~ 18g/dl
② PLT 150,000 ~ 400,000/mm^3
④ WBC 5,000 ~ 10,000/mm^3
⑤ HCT 38 ~ 53%

6 | 과목 | 성인간호학 | 난이도 | ●○○ | 정답 | ④ |

④ 진성적혈구증은 순간 적혈구가 정상치 이상으로 상승하는 질환이다. 수액투여와 수분 섭취 권장으로 혈액 점도를 떨어뜨리고, 순환정체로 인한 혈전 형성 예방을 위해 보행하도록 격려한다.

| 7 | 과목 | 성인간호학 | 난이도 | ●●○ | 정답 | ② |

② 호중구 확인 후 절대호중구수를 계산하여 면역상태를 평가한다.

PLUS TIP 호중구

㉠ 백혈구의 분류를 보면 호중구, 호산구, 호염기구, 림프구 등으로 나뉘어져 있으며 그중 세균과 싸우는 호중구는 골수에서 만들어지고 백혈구의 60 ~ 70를 차지한다.
㉡ 호중구감소증 : 말초혈액 백혈구 중 호중구가 1,500개/㎕ 이하이다.
㉢ 무과립구증 : 말초혈액 백혈구 중 호중구가 500개/㎕ 이하이다.
㉣ 호중구가 500개/㎕ 이하이면 중증 감염 빈도가 높아진다.

| 8 | 과목 | 성인간호학 | 난이도 | ●●○ | 정답 | ② |

② 만성 신부전 발생으로 인해 요산 증가, 요비중 감소, 요산나트륨 감소 등이 나타난다.

PLUS TIP 다발성 골수종

㉠ immunoglobulin을 생성하여 뼈를 파괴하고 침착하는 종양이다.
㉡ 40세 이상 남성 고령자에게서 흔히 발생한다.
㉢ 요통, 신경병증, 뇌신경이상, 반복적 감염, 체중 감소, 추위에 민감한 증상 등이 나타난다.
㉣ 콩팥기능 상실로 만성 신부전이 나타나고 그로 인해 요산 증가, 요배설 감소, 요비중 감소, 요중 나트륨 감소 등의 증상이 나타난다.

| 9 | 과목 | 성인간호학 | 난이도 | ●○○ | 정답 | ④ |

① 통목욕보다 샤워를 권장한다.
② 하루 3L 이상 충분한 수분을 공급한다.
③ 신 손상으로 인한 고혈압을 조절한다.
⑤ 질환 진행 정도에 따라 저단백식을 권장한다.

| 10 | 과목 | 성인간호학 | 난이도 | ●○○ | 정답 | ④ |

④ 빈뇨, 절박뇨, 배뇨통, 하복부 통증, 냄새 나는 혼탁뇨, 체온 상승의 증상이 있다.

| 11 | 과목 | 성인간호학 | 난이도 | ●○○ | 정답 | ② |

② 장상지 석고 : 겨드랑이부터 손바닥까지 전박골, 원위부 상박골 골절 시 적용한다.
① 단상지 석고 : 팔꿈치 밑에서 손바닥까지이며 손과 손목, 손가락 골절 시 적용한다.
③ 단하지 석고 : 무릎 밑에서 발가락까지이며 발목골절 혹은 인대손상, 족근골 골절 시 적용한다.
④ 원통형 석고 : 대퇴부에서 발목까지이고 무릎관절이나 원위부 대퇴골, 근위부 경골의 경미한 골절 시 적용한다. 양면절개 석고붕대의 경우 석고붕대가 위아래로 분리되므로 골절을 고정하면서 관절운동이 허용된다. 이는 주로 상박이나 경골골절에 이용된다.
⑤ 상박현수 석고 : 석고붕대에 대상자의 목과 연결되는 고리를 연결하여 고정과 견인의 역할을 한다. 어깨 손상, 상박의 경부골절 시 사용한다.

| 12 | 과목 | 성인간호학 | 난이도 | ●○○ | 정답 | ④ |

① 알코올이 없는 구강액을 사용한다.
② 곰팡이 감염 조절을 위해 nystatin 구강 현탁액을 사용한다.
③ 증상이 나타나면 구강간호를 자주 시행한다.
⑤ 뜨거운 물은 점막을 손상시켜 구내염 위험이 증가한다.

| 13 | 과목 | 성인간호학 | 난이도 | ●○○ | 정답 | ① |

① 중추성 수면 무호흡은 중추신경계의 종양, 감염, 혈관 등의 질병으로 인한 기능 저하로 발생한다. 폐쇄성 수면 무호흡증은 수면 시 혀와 연구개가 뒤쪽 아래로 내려가면서 공기흐름이 차단되는 상태로 비만이나 목젖 비대, 짧은 목, 편도 비대, 아데노이드 비대 등으로 인해 더 심화될 수 있다.

| 14 | 과목 | 성인간호학 | 난이도 | ●○○ | 정답 | ③ |

③④ 소량씩 자주 식사를 제공한다. 기름진 음식은 피하고 섬유질이 많은 음식, 부드러운 음식, 환자가 좋아하는 음식을 섭취하도록 한다. 임종과정에서 식사량 감소는 자연스러운 것임을 가족에게 알려주고 환자에게 음식 섭취를 강요하지 않는다.
① 식사 전에는 휴식을 취하고 필요한 경우 진토제를 투약한다. 흡인 예방을 위해 식사 중 또는 식사 후에는 바로 눕지 않도록 한다.
② 가능한 한 혼자 식사하는 것보다 가족과 함께 식사하도록 하고 쾌적한 환경을 위해 수시로 실내를 환기시킨다.
⑤ 식욕 증가와 구강 감염 예방을 의해 식사 전후로 구강간호를 실시하는 것이 좋다.

| 15 | 과목 | 성인간호학 | 난이도 | ●○○ | 정답 | ① |

① 두개내압 상승 시 증상으로는 서맥, 혈압 상승, 맥압의 증가 및 의식수준 저하, 체인스톡 호흡과 두통, 고정된 동공 등이 있다.

| 16 | 과목 | 성인간호학 | 난이도 | ●●○ | 정답 | ④ |

④ 길랑-바레 증후군의 경우 하위운동신경원 하행성 마비 및 안근마비 초래, 복시, 대광반사 소실, 기능적 실명 초래, 심부건반사 소실, 운동실조증이 있다.

| 17 | 과목 | 성인간호학 | 난이도 | ●●○ | 정답 | ⑤ |

⑤ A군 베타 용혈성 연쇄상구균에 의한 상기도 감염 후 나타나는 과민성 반응으로 류마티스성 심장염이 발생하며, 심근에 작은 결정인 아쇼프소체를 형성하여 반흔을 남긴다.

| 18 | 과목 | 성인간호학 | 난이도 | ●○○ | 정답 | ② |

②④ 인슐린을 투여하는 주사부위는 일주일마다 변경해야 하며 저혈당 증상 혹은 혈당치가 70mg/dL 이하일 경우 반드시 보고해야 한다.
① 정기적으로 간기능 검사를 모니터링해야 한다.
③ 식사시간에 인슐린의 최대 효과가 날 수 있도록 투여를 계획하고 실행해야 하며 정확한 약물 투여시간을 교육해야 한다.
⑤ 저혈당 증상이 있을 경우 즉시 15~20g의 탄수화물을 섭취하도록 한다.

| 19 | 과목 | 성인간호학 | 난이도 | ●○○ | 정답 | ② |

② 볼크만 허혈성 구축 시 손 및 손가락에 부종과 변색이 나타난다. 상시석고붕대에서 동맥과 정맥의 순환부전으로 팔과 손에 구획증후군이 나타나며 압박으로 인해 근육과 신경이 손상되고 팔과 손의 경직과 갈고리 모양의 기형이 발생하며 감각의 마비와 저림감이 동반되기도 한다.

| 20 | 과목 | 성인간호학 | 난이도 | ●●○ | 정답 | ② |

② 관절 흡인은 염증성 관절상태의 관절 감염 규명을 위해 실시한다.

| 21 | 과목 | 성인간호학 | 난이도 | ●○○ | 정답 | ② |

① 누울 때는 앙와위나 측위를 취하고 슬관절과 고관절을 약간 굴곡한다.
③ 푹신한 침구보다 단단한 침구를 사용한다.
④ 물건을 들 경우 고관절과 무릎을 굽히고 몸체 가까이 물건을 대고 들어올린다.
⑤ 허리 보호대를 장기간 지속적으로 착용하면 허리 근육 약화로 요통이 악화될 수 있다.

| 22 | 과목 | 성인간호학 | 난이도 | ●○○ | 정답 | ④ |

④ 화학물질로 인한 눈 손상 시 즉시 안 세척을 실시하고 pH가 6 ~ 7이 될 때까지 세척한다.

| 23 | 과목 | 성인간호학 | 난이도 | ●○○ | 정답 | ⑤ |

⑤ 내이염은 내이의 와우와 전정의 감염으로 발생하는 질환으로 평행장애, 난청, 이명, 어지럼증, 구토 등의 증상이 발현된다.

| 24 | 과목 | 성인간호학 | 난이도 | ●●○ | 정답 | ④ |

① 병변은 비대칭적으로 발생한다.
②③ 항히스타민제, 진통제, 해열제를 복용한다.
⑤ 전염 위험이 있으므로 경우에 따라 격리가 필요하다.

| 25 | 과목 | 모성(여성)간호학 | 난이도 | ●○○ | 정답 | ③ |

③ 임신 4 ~ 5개월 이전에 치료해야 태아의 기형이나 사산을 예방할 수 있다.

PLUS TIP 매독

㉠ 원인
- treponema pallidum이 원인균이다.
- 주로 성교 중 피부 상처로 침입한다.
- 태반을 통한 선천성 매독이 원인이 될 수 있다.

㉡ 증상
- 1기 : 단단하고 통증이 없는 결절이 구강이나 외음에 나타난다(경성하감).
- 2기 : 회색의 괴사성 삼출액이 외음부에 덮여 있는 둥근 병소가 나타난다(편평콘딜롬).
- 3기 : 매독성 궤양, 고무종이 나타난다.

| 26 | 과목 | 모성(여성)간호학 | 난이도 | ●●○ | 정답 | ④ |

④ variable deceleration : 제대압박으로 인해 나타난다.
① early deceleration : 아두 압박으로 인해 나타난다.
② late deceleration : 태반부전으로 인한 태아 저산소증으로 인해 나타난다.
③ brachycardia : 태아 저산소증의 후기 징후이다.
⑤ fetal tachycardia : 모체 감염이나 초기 저산소증으로 인해 나타난다.

| 27 | 과목 | 모성(여성)간호학 | 난이도 | ●●○ | 정답 | ⑤ |

⑤ 분만 직후의 자궁저부는 제와부 2cm 아래에서 단단하게 촉지된다.

📖 PLUS TIP 산후 자궁저부 높이

㉠ 분만 직후 : 제와부 아래 2cm(치골결합과 제와부 중간)
㉡ 분만 1시간 후 : 제와부 수준
㉢ 분만 9일 후 : 복부에서 촉지 불가

| 28 | 과목 | 모성(여성)간호학 | 난이도 | ●○○ | 정답 | ④ |

①⑤ 자궁수축 여부를 확인하고 자극을 최소화한다.
②③ 침상안정으로 최대한 임신 유지를 하도록 한다.

📖 PLUS TIP 전치태반

㉠ 태반이 자궁경부 내구를 전체 또는 부분적으로 덮고 있는 상태이다.
㉡ 임신 7개월 이후 무통성의 선홍색 질 출혈이 특징이다.
㉢ 저혈량쇼크, 저혈압, 빈맥 등의 증상이 나타난다.
㉣ 전치태반 시 간호중재
• 초음파로 전치태반 증상을 확인한다.
• 침상안정을 하여 최대한 임신을 유지시킬 수 있도록 한다.
• 태아전자감시기로 태아의 심박동을 체크하고, 내진은 금한다.
• 출혈량을 확인하여 정확한 양을 측정한다.
• 자궁을 촉지하여 자궁수축여부를 확인한다.

| 29 | 과목 | 모성(여성)간호학 | 난이도 | ●○○ | 정답 | ② |

② 분만 후 24시간 동안은 산모의 탈수와 유방 울혈로 인해 체온이 0.5℃ 정도 상승할 수 있지만, 분만 24시간 이후 38℃ 이상 고열이 두 번 이상일 경우는 산후 감염을 의심한다.

| 30 | 과목 | 모성(여성)간호학 | 난이도 | ●○○ | 정답 | ④ |

④ gravida = 임신횟수, para = 출산경력으로 현재 임신 상태를 포함하여 임신횟수는 4회, 출산횟수는 1회이다.

| 31 | 과목 | 아동간호학 | 난이도 | ●○○ | 정답 | ④ |

④ 노리개 젖꼭지를 통해 빠는 욕구를 충족시켜 준다.

PLUS TIP 위루술 환아 간호중재

㉠ 턱운동과 빠는 욕구 충족을 위해 노리개 젖꼭지를 빨도록 한다.
㉡ 노리개 젖꼭지를 통해 음식을 넣고 삼키는 방법을 익힐 수 있게 한다.
㉢ 비위관을 통한 구강이나 비강 분비물을 흡인하고 적절한 영양공급을 시행한다.

| 32 | 과목 | 아동간호학 | 난이도 | ●○○ | 정답 | ④ |

① 격리는 특별히 필요하지 않다.
② 후두부종을 감소시키기 위해 크룹텐트를 적용한다.
③ 환아 방에 차가운 습기를 제공한다.
⑤ 후두부종을 감소시키기 위해 에피네프린을 사용한다.

PLUS TIP croup syndromes

㉠ 후두 부종이나 폐쇄로 인해 쉰 목소리, 개 짖는 소리, 쇳소리 같은 기침이 특징이다.
㉡ 흡기 시 협착음이 들리고 호흡곤란으로 묘사되는 공명성 기침이 나타난다.
㉢ 크룹환아 간호중재
  • 후두부종 감소를 위해 크룹텐트를 적용한다.
  • 차가운 습기와 높은 습도로 증상이 악화되지 않도록 한다.
  • 통증이 심해 입원한 경우 찬 습기와 분무용 에피네프린을 제공한다.

| 33 | 과목 | 아동간호학 | 난이도 | ●○○ | 정답 | ⑤ |

⑤ 생후 초기에는 식도하부조임 성숙이 덜 되었고 위 분문 조임근이 이완되어 있는 상태로 장관 미성숙 상태의 연동운동이 일어나기 때문에 구토를 흔히 유발한다.

| 34 | 과목 | 아동간호학 | 난이도 | ●●○ | 정답 | ③ |

① 빨대 사용으로 인해 출혈을 촉진시킬 수 있으므로 빨대 사용을 금한다.
② 수술 후 엎드려 눕히거나 측위로 눕혀 분비물로 인한 질식을 예방한다.
④ 수술부위 자극 예방을 위해 기침이나 코를 푸는 행위를 하지 않도록 교육한다.
⑤ 부종과 통증 완화를 위해 충분한 냉수 섭취를 권장한다.

PLUS TIP 편도절제술
㉠ 악성이나 폐성심을 초래하는 기도폐쇄 시 구개편도를 제거하는 외과적 방법이다.
㉡ 배액분비 촉진을 위해 아동을 엎드려 눕히거나 옆으로 눕힌다.
㉢ 흡인은 구강인두 손상을 방지하기 위해 조심스럽게 행한다.
㉣ 수술부위를 자극하는 행위인 기침이나 코 풀기 행동을 금한다.
㉤ 인후의 통증이 심하므로 얼음목도리나 진통제를 제공한다.
㉥ 진통제 사용 시 출혈예방을 위해 아스피린 대신 아세트아미노펜을 투여한다.
㉦ 빈맥, 창백, 계속 삼키거나 뱉는 행동으로 출혈 징후를 주의 깊게 사정한다.

| 35 | 과목 | 아동간호학 | 난이도 | ●○○ | 정답 | ① |

① 아스피린 부작용으로 오심, 구토, 이명, 발한, 과호흡, 혼수, 경련 등이 나타날 수 있다.

| 36 | 과목 | 아동간호학 | 난이도 | ●○○ | 정답 | ④ |

④ rheumatic fever 발생 원인은 A군 β-용혈성 연쇄상구균 감염에 대한 조직 자가면역 반응에 의한 것이다.

| 37 | 과목 | 정신간호학 | 난이도 | ●●○ | 정답 | ④ |

④ 인지행동치료는 왜곡된 사고를 재평가하고 수정함으로써 상황과 문제에 대처하는 법을 학습시키는 치료법이다. 즉, 인지적 문제와 행동상의 문제를 함께 다루는 기법이다.
① 인지행동치료는 단기적이며 시간제한적인 치료과정이다.
② 부적응 행동의 원인이 아닌 '지금-여기'에서 드러나는 부적응 행동 자체에 집중한다.
③ 환경치료에 대한 설명이다.
⑤ 정신분석치료의 기법이다.

| 38 | 과목 | 정신간호학 | 난이도 | ●○○ | 정답 | ④ |

④ 치료적 의사소통에 대한 질문이다. 간호사는 자신을 치료적으로 이용하여 개인이나 집단의 가치와 태도변화를 유도할 수 있다.
① 비치료적 의사소통인 문자적 반응이다. 이는 대상자가 하는 말의 의미가 아닌 말 자체에 반응하는 것을 의미한다.
② 비치료적 의사소통인 판단이다. 간호사의 가치기준에 따라 대상자의 적합성을 인정하고 용납하는 것이다.
③ 비치료적 의사소통인 거절이다. 대상자의 행동과 말에 대해 숙고하지 않고 거부하는 것을 뜻한다.
⑤ 비치료적 의사소통인 비판이다. 대상자의 행동과 생각을 간호사의 가치기준에 따라 비난하는 것이다.

| 39 | 과목 | 정신간호학 | 난이도 | ●●○ | 정답 | ③ |

③ 65세 이상의 노년기에서 사람들은 자신의 삶을 반추하며 인생의 한계를 받아들이고 자신이 과거에 내린 선택이 당시의 최선이었음을 인정함으로써 자아를 통합할 수 있다. 이러한 과업의 실패는 절망(despair)으로 이어진다.

| 40 | 과목 | 정신간호학 | 난이도 | ●○○ | 정답 | ④ |

④ 지문에서 설명한 증상은 공황장애(panic disorder)에서 나타나는 공황발작이다. 공황발작은 갑작스러운 불안 탓에 나타나는 숨이 막히고 심장이 두근대고 죽을 것만 같은 극단적인 공포 증세를 일컫는다. 발작으로 인해 일어날 수 있는 신체적 손상을 예방해야 한다.
① benzodiazepines는 효과가 빠른 대신 금단과 의존 등의 위험이 커 급성발작 시에만 사용한다.
② 특정 공포증에 대한 설명이다.
③ 공황발작은 특정한 이유 없이 갑작스럽게 시작되는 공포증세이므로 원인을 예측하고 중재하기 어렵다.
⑤ 사회불안장애에 대한 설명이다.

| 41 | 과목 | 정신간호학 | 난이도 | ●○○ | 정답 | ③ |

③ 지문에서 환자는 약물투여를 거부하며 acting out(행동화)하고 있다. 이런 상황에서는 환자를 안정시키는 것이 최우선이다. 행동화의 원인이 투약에 대한 거부이므로, 투약을 잠시 중단하고 안정시킨 뒤 투약의 이유를 설명하는 것이 필요하다. 투약의 이유를 설명할 때에는 침착하고 부드러운 태도와 분명하고 일관적이며 직접적인 말을 사용해야 한다.

| 42 | 과목 | 지역사회간호학 | 난이도 | ●○○ | 정답 | ③ |

① 의뢰는 개개인을 대상으로 하며 의뢰 직전 대상자의 상태를 다시 확인한다.
②④ 반드시 의뢰 전 대상자와 의논하고 동의를 구한다.
⑤ 필요한 정보는 의뢰서에 작성하여 대상자와 함께 보낸다.

PLUS TIP 의뢰 시 주의사항
㉠ 의뢰는 가능한 한 개개인을 대상으로 한다.
㉡ 대상자와 먼저 의논하여 동의를 얻은 후 의뢰한다.
㉢ 의뢰 직전 대상자의 상태를 다시 확인한다.
㉣ 대상자와 관련된 모든 것을 파악한 후 의뢰기관에 접촉한다.
㉤ 대상자에게 의뢰기관에 대해 설명하고 정보를 제공한다.
㉥ 필요 정보를 의뢰서에 작성한 후 대상자와 함께 보낸다.
㉦ 의뢰기관의 정확한 위치와 담당자와의 약속 장소, 시간을 정확히 알려준다.

| 43 | 과목 | 지역사회간호학 | 난이도 | ●○○ | 정답 | ① |

① 진수기 가족은 첫 자녀 결혼부터 막내 자녀 결혼까지의 시기로, 이때의 발달과업은 부부관계 재조정, 자녀의 출가에 따른 부모 역할 적응, 성인이 된 자녀와 자녀의 배우자와의 관계 확립이다.
② 학령기 발달과업이다.
③ 청소년기 발달과업이다.
④ 노년기 발달과업이다.
⑤ 신혼기 발달과업이다.

| 44 | 과목 | 지역사회간호학 | 난이도 | ●○○ | 정답 | ③ |

③ 기능적 지역사회: 지역적 공감을 기반으로 한 집합체로 관심 및 목표에 따라 변한다.
① 대면 공동체: 구성원 간 상호교류가 원활하고 친근감과 공동의식을 소유하고 있는 집단이다.
② 구조적 지역사회: 지역주민들 간 시간적, 공간적 관계로 모인 공동체이다.
④ 특수흥미 공동체: 특수분야에서 서로 관심과 목적으로 관계를 맺고 있는 공동체이다.
⑤ 소속 공동체: 동지애와 같은 정서적 감정으로 결속되는 공동체이다.

| 45 | 과목 | 지역사회간호학 | 난이도 | ●○○ | 정답 | ② |

①④ 사회보험
③⑤ 사회복지 서비스

PLUS TIP 사회보장 형태

㉠ 사회보험: 사회적 위험으로부터 국민의 건강과 소득을 보장하는 제도이다.
㉡ 공공부조: 생활이 어렵고 생활유지 능력이 없는 국민의 최저생활을 보장하고 지원하는 제도이다
㉢ 사회복지 서비스: 모든 국민에게 상담, 재활, 사회복지시설 등을 제공하여 정상 생활이 가능하도록 지원하는 제도이다.

| 46 | 과목 | 간호관리학 | 난이도 | ●○○ | 정답 | ② |

② 나이팅게일은 인간은 질환에 대한 회복능력을 가지고 있다고 하였다.

| 47 | 과목 | 간호관리학 | 난이도 | ●○○ | 정답 | ② |

② 기획의 원칙에서 경제성의 원칙이란 최소의 비용으로 최대효과를 얻기 위해 자원을 활용하는 것을 말한다.
① 간결성의 원칙
③ 포괄성의 원칙
④ 필요성의 원칙
⑤ 탄력성의 원칙

| 48 | 과목 | 간호관리학 | 난이도 | ●○○ | 정답 | ⑤ |

⑤ 행위보다 결과 중심적으로 서술해야 한다. 측정 가능하고 계량화가 가능해야 하며 기간을 명확하게 제시하고 달성 가능한 목표여야 한다.

| 49 | 과목 | 간호관리학 | 난이도 | ●○○ | 정답 | ④ |

④ 정의의 원칙 : 보건의료분야에서 제한된 자원을 가지고 누구를 먼저 치료하고 누가 얼마만큼 부담해야 하는가의 문제와 관련이 있는 원칙으로 공정하고 평등하며 적절하게 각자의 몫을 분배하는 것을 말한다.
① 자율성 존중의 원칙 : 인간은 누구나 자기결정권을 가지고 있으며, 타인에게 피해를 주지 않는 한 누구도 그 권리를 침해받아서는 안 된다는 원칙이다.
②③ 악행금지의 원칙 및 무해성의 원칙 : 대상자에게 의도적으로 해악을 입히거나 위험을 초래하는 것을 금지해야 한다는 것을 말한다.
⑤ 선행의 원칙 : 악행금지를 넘어서 환자에게 이익이 되도록 행동해야 한다는 것을 말한다.

| 50 | 과목 | 간호관리학 | 난이도 | ●○○ | 정답 | ③ |

③ 인사: 인적자원을 계획하고 확보하며, 활용, 유지, 보전, 개발하는 단계에 해당된다.
① 기획: 모든 관리활동에 선행하는 것으로 조직의 목표를 설정하고 이를 효율적으로 달성하기 위한 방법과 절차를 개발하는 과정을 말한다. 무엇을 언제 누가 어떻게 할 것인가를 결정하며 기획의 계층화, 의사결정, 재무관리, 시간관리 과정이기도 하다.
② 조직: 조직구조, 조직문화, 조직의 변화과정을 통칭한다.
④ 통제: 간호의 질 관리와 연관이 있다.
⑤ 지휘: 구성원들이 조직이 나아갈 방향에 따라 활동하도록 관리자가 영향력을 미치는 단계이다.

제 05 회 정답 및 해설

1	2	3	4	5	6	7	8	9	10
①	①	⑤	①	③	②	④	⑤	②	②
11	12	13	14	15	16	17	18	19	20
③	④	②	②	②	④	④	③	⑤	①
21	22	23	24	25	26	27	28	29	30
③	③	⑤	①	④	③	①	②	④	④
31	32	33	34	35	36	37	38	39	40
③	⑤	④	②	③	③	①	④	③	⑤
41	42	43	44	45	46	47	48	49	50
③	②	⑤	④	③	①	⑤	①	①	③

1 | 과목 | 성인간호학 | 난이도 | ●○○ | 정답 | ① |

① 칼슘 알지네이트 드레싱은 상처의 사강을 줄이기 위한 패킹용으로 사용 가능한 드레싱으로, 삼출물을 흡수하여 상처 표면에 젤을 형성하고 지혈 성분을 함유하여 출혈성 상처의 지혈을 촉진하는 드레싱이다. 삼출물의 흡수력이 뛰어나지만 2차 드레싱이 필요하다는 단점이 있다.

2 | 과목 | 성인간호학 | 난이도 | ●○○ | 정답 | ① |

① 쿠싱증후군은 글루코코르티코스테로이드의 과잉생성으로 발생한다. 쿠싱증후군의 특징적 증상은 얼굴, 몸통 등 윗부분에 나타나는 상체 중심성 비만이다.
② 코르티솔은 혈당을 높이고 인슐린과 길항작용하여 고혈당을 유발하며 혈관내피의 카테콜아민, 안지오텐신Ⅱ에 대한 감수성을 높이는 작용을 해 고혈압이 초래된다.
③ 우울증, 다모증, 월경장애가 나타나기도 한다.
④ 비타민D와 길항작용하여 골밀도가 감소하고 골다공증이 발생한다.
⑤ 저칼륨혈증이 나타난다.

	회독 오답수		
	1회독	2회독	3회독
	개	개	개

3 | 과목 | 성인간호학 | 난이도 | ●○○ | 정답 | ⑤ |

⑤ 호흡운동에서 강제호기(심호흡)를 강조해야 하는데, 최대호흡을 통해 폐활량이 증가되고 호흡보조근이 강화된다.

4 | 과목 | 성인간호학 | 난이도 | ●○○ | 정답 | ① |

① 심혈관 약물은 혈압과 심박 변화가 흔하므로 투약 후 안정을 취할 수 있도록 한다.

②④ 국소허혈이나 경색을 확인하기 위해 심전도를 모니터링해야 하며, 주기적으로 활력징후를 측정한다. 맥박이 100회/분 이상 혹은 혈압이 90/60 이하일 경우 약물 투여를 보류한다.

③ 협심증이 완화되지 않았거나 반동성 빈맥으로 인한 저혈압이 발생한 경우 의식수준의 변화, 두통, 심음 및 폐음의 변화가 있는지 주의 깊게 관찰해야 한다.

⑤ 서맥 여부를 확인하여 심박수가 성인 기준 60회/분 미만일 경우 투약을 보류해야 한다.

5 | 과목 | 성인간호학 | 난이도 | ●○○ | 정답 | ③ |

③ 건성 흉막염은 흡기 시 흉막이 마찰하여 통증이 악화되고 숨을 멈추면 통증이 완화된다.

6 | 과목 | 성인간호학 | 난이도 | ●○○ | 정답 | ② |

② 심방세동이 나타난다.

PLUS TIP 승모판 폐쇄부전증 증상

㉠ 두근거림과 발작성 야간 호흡곤란이 나타난다.
㉡ 심방잔떨림인 심방세동이 나타난다.
㉢ 고음의 수축기 잡음이 발생한다.
㉣ 피로와 허약감을 호소한다.

| 7 | 과목 | 성인간호학 | 난이도 | ●○○ | 정답 | ④ |

① 인슐린: 이자의 랑게르한스섬 베타세포에서 분비된다.
② 옥시토신: 뇌하수체 후엽에서 분비된다.
③ 에피네프린: 부신수질에서 분비된다.
⑤ 멜라토닌: 송과샘에서 분비된다.

| 8 | 과목 | 성인간호학 | 난이도 | ●○○ | 정답 | ⑤ |

⑤ 혈청 Na이 120mEq/L 이하로 감소 시 저나트륨혈증이 나타난다.

PLUS TIP 항이뇨호르몬 부적절 분비증후군(SIADH)

㉠ 항이뇨호르몬 과다분비로 인한 수분정체로 수분중독이 나타난 상태이다.
㉡ 혈청 Na이 120mEq/L 이상인 경우 특별한 증상이 없지만 그 이하로 감소 시 저나트륨혈증이 나타난다.
㉢ 위장관계 증상으로 장운동 감소, 식욕부진, 구역, 구토가 나타난다.
㉣ 신경계 증상으로 지남력 변화, 의식상태 변화가 나타난다.
㉤ GFR 증가와 나트륨 재흡수 감소로 소변으로의 나트륨 배출이 증가되므로 부종이 없는 것이 특징적이다.

| 9 | 과목 | 성인간호학 | 난이도 | ●○○ | 정답 | ② |

② 체외 충격파 쇄석술은 비침습적 방법으로 결석 부위에 집중적으로 충격을 주어 결석을 제거한다. 시술 후 소변으로 결석이 배출되므로 충분한 수분 섭취를 격려하며, 결석 파편이 지나갈 때 신산통이 발생하면서 혈뇨가 나타날 수 있다.

| 10 | 과목 | 성인간호학 | 난이도 | ●○○ | 정답 | ② |

② 무뇨, 고열, 통증, 급격한 체중 증가가 나타날 수 있다.

PLUS TIP 이식 후 초급성 거부반응

㉠ 세포 독성 항체로 수술 후 48시간 내 언제든지 발생 가능하다.
㉡ 무뇨, 고열, 통증, 급격한 체중 증가가 나타날 수 있다.
㉢ 이식한 신장은 즉시 제거한다.

| 11 | 과목 | 성인간호학 | 난이도 | ●○○ | 정답 | ③ |

③ 낮에 식욕부진이 더 심해지기 때문에 아침에 영양이 더 많은 식사를 제공한다.

| 12 | 과목 | 성인간호학 | 난이도 | ●○○ | 정답 | ④ |

④ 골단판 : 뼈 성장을 담당하며 뼈 성장이 멈추면 골단판은 뼈로 대치된다.
① 골막 : 건과 인대가 부착되는 장소이다.
② 골단 : 원형으로 된 뼈의 끝부분을 말한다.
③ 골간 : 장골의 중앙을 차지하는 부분으로 내부에 골수가 있다.
⑤ 골수강 : 뼈 속의 공간으로 조혈작용, 지방 저장에 관여한다.

| 13 | 과목 | 성인간호학 | 난이도 | ●○○ | 정답 | ② |

② 감각의 약화나 상실이 발견되면 느슨하게 다시 감아준다.

| 14 | 과목 | 성인간호학 | 난이도 | ●○○ | 정답 | ② |

① 절단부를 내려놓은 채 의자에 앉지 않는다.
③ 둔부나 무릎아래 베개를 놓지 않는다.
④ 대퇴사이 베개를 놓거나 절단부를 외전시키지 않는다.
⑤ 구축 위험이 증가하므로 반좌위 자세와 지속적인 거상을 피한다.

15

| 과목 | 성인간호학 | 난이도 | ●○○ | 정답 | ② |

② 중년기에 자녀가 하나둘 떠나가며 가정이 마치 빈둥지와 같이 묘사되는 현상인 빈둥지 증후군을 경험한다.
①③④ 노년기 발달과업에 대한 설명이다.
⑤ 성인전기 발달과업에 대한 설명이다.

PLUS TIP 성인의 단계와 발달과업

㉠ 청년기(18 ~ 22세)
- 자율성
- 성역할 확립
- 직업 선택
- 도덕성 내면화

㉡ 성인전기(23 ~ 29세)
- 직업 확립
- 결혼과 출산
- 삶의 형태 수립

㉢ 중년기(40 ~ 64세)
- 자녀 독립
- 노부모 부양
- 성취에 대한 만족
- 생리적 변화에 대한 적응
- 여가활동 개발

㉣ 노년기(65세 이후)
- 동년배 집단 애착형성
- 체력 감소에 대한 적응
- 죽음에 대한 준비
- 삶의 통합

| 16 | 과목 | 성인간호학 | 난이도 | ●●○ | 정답 | ④ |

④ 교차연결이론은 세포재생의 핵심인 DNA 이중 나선에 교차연결이 생겨 세포분열이 불가능해 세포가 죽게 됨을 설명하는 이론으로, 혈관이 경화되고 피부가 탄력을 상실하게 된다는 이론이다.
① 소모이론은 몸이 오랜 사용으로 인한 마모와 고장으로 한계에 이르게 된다는 이론이다.
② 축적이론은 세포에 노폐물이 축적되어 세포기능 저하로 죽게 된다는 이론이다.
③ 유전자이론은 유전자 내 예정된 프로그램으로 노화와 수명이 이미 계획되어 있다는 이론이다.
⑤ 자가면역이론은 면역장애와 관련된 이론이다.

| 17 | 과목 | 성인간호학 | 난이도 | ●○○ | 정답 | ④ |

① 적혈구에 대한 설명이다. reticulocyte는 망상적혈구로 순환혈류 진입 전 비장에서 성숙적혈구로 분화한다.
② 백혈구에 대한 설명이다. 과립구는 호중구, 호산구, 호염기구로 구분되며 무과립구에는 단핵구, 림프구가 있다.
③ 혈소판에 대한 설명이다. 적골수 내 거핵구의 분화과정을 통해 생성된다.
⑤ 혈장에 대한 설명이다. 혈액 세포를 제외한 혈액의 액체성분을 말한다.

| 18 | 과목 | 성인간호학 | 난이도 | ●●○ | 정답 | ③ |

③ 제1형 당뇨의 경우 췌장의 베타세포 파괴로 인해 인슐린 분비가 불가하여 인슐린 의존성 당뇨병이라고도 한다.
① 혈당이 높아진 경우 인슐린이 분비되어 포도당을 글리코겐 형태로 저장하게 된다.
② 혈당이 낮아진 경우 글루카곤이 분비되어 간에서 글리코겐을 분해하고 혈액 내 포도당의 이용을 증가시킨다.
④ 제2형 당뇨병은 인슐린은 분비하나 이를 활용할 수가 없어 인슐린 비의존성 당뇨병이라 한다. 당뇨는 유전적 경향을 보인다.
⑤ 고혈당은 혈액 속 포도당이 증가하지만 인슐린 작용 저하로 인해 세포 내 에너지가 부족해지는 상태이다.

| 19 | 과목 | 성인간호학 | 난이도 | ●○○ | 정답 | ⑤ |

① 이식부위는 가능한 한 움직이지 않는다.
② 자가이식의 경우 피부 채취부위에 소독을 해야 한다.
③ 붉은 빛은 이식편이 혈관과 잘 연결되어 혈액 공급을 받고 있음을 나타낸다.
④ 동종이식을 하는 경우 사체 사망 24시간 이내에 이식한다.

| 20 | 과목 | 성인간호학 | 난이도 | ●●○ | 정답 | ① |

① 저삼투성 장애는 수분과다나 용질의 결핍 시 발생하는데, 이는 혈관용액의 저삼투성이 일어나고 세포부종을 발생시킨다. 세포 내 수분량 과다는 세포외액량 불균형만큼 흔하지 않지만 가장 흔한 원인으로는 0.45% 생리식염수와 같은 저삼투성 용액을 정맥으로 과다 투여할 때 발생한다.

| 21 | 과목 | 성인간호학 | 난이도 | ●○○ | 정답 | ③ |

③ 유방암의 아형은 침윤성 관암, 소엽암, 수질암, 파제트병, 점액암으로 나뉘며 침윤성 관암이 임상적 예후가 가장 좋지 않다.

PLUSTIP 여성 유방의 종양

㉠ 섬유샘종 : 양성 종양으로 주위와 경계가 분명한 결절을 형성한다. 간질과 유관의 양쪽 성분으로 된 종양 중에서 간질성분의 증식이 현저한 것을 엽상 종양이라고 부른다. 20대와 30대에게 호발한다.
㉡ 관내유두종 : 유두관 내의 상피세포가 유두상으로 증식하는 양성 종양이다. 유관의 상피세포와 그 외측에 있는 근상피세포가 이층성의 배열을 유지하고 결합 조직성 간질을 심지로 해서 유두상의 구조를 나타낸다.
㉢ 유방암 : 40 ~ 50대에게 호발하며 유방의 상외측 4분원에 가장 많이 생긴다. 암세포가 유관 내에 머무는 것을 비침윤암, 기저막을 파괴해 침윤하는 것을 침윤암이라고 부른다. 유방암의 종류는 침윤성 관암, 파제트병, 소엽암, 점액암, 수질암 등이 있으며 침윤성 관암이 임상적 예후가 가장 좋지 않다.

| 22 | 과목 | 성인간호학 | 난이도 | ●●○ | 정답 | ③ |

③ 역류로 인한 지속적이고 심한 염증은 궤양과 반흔을 형성하고 반흔은 수축을 일으켜 식도협착이 발생한다. 식도협착은 연하 시 섭취장애와 통증을 일으킨다.

| 23 | 과목 | 성인간호학 | 난이도 | ●○○ | 정답 | ⑤ |

⑤ 모틸린(motilin)은 공복 시 위장관의 수축을 촉진하는 기능을 말한다.
①② 가스트린(gastrin)은 위액, 위산분비 및 위 운동성을 촉진하는 기능을 한다.
③ 콜레시스토키닌(CCK)은 췌장의 소화효소 분비를 촉진하고 담낭 수축에 관여하여 담즙 분비를 촉진한다.
④ 위 억제성 펩티드(GIP)는 위의 기능을 억제하고 포도당 존재하에 인슐린의 분비를 촉진한다.

| 24 | 과목 | 성인간호학 | 난이도 | ●○○ | 정답 | ① |

① 폐 농양은 외부물질의 흡인이나 폐의 외상으로도 발생될 수 있으며, 폐렴 및 결핵, 폐의 악성 종양으로 인해 발병된다.

| 25 | 과목 | 모성(여성)간호학 | 난이도 | ●●○ | 정답 | ④ |

④ 철분은 공복에 복용할 때 가장 흡수가 잘 되므로 식사와 식사 중간에 차, 커피, 우유를 제외한 음료와 함께 복용한다.

| 26 | 과목 | 모성(여성)간호학 | 난이도 | ●●○ | 정답 | ③ |

③ 심한 하복부 통증, 질 출혈, 자궁 강직 상태로 태반조기박리를 의심할 수 있다.

PLUS TIP 태반조기박리

㉠ 정상적으로 착상된 태반 일부 또는 전체가 자궁에서 박리되어 떨어진 상태이다.

㉡ 원인
- 자궁내막, 태반에 혈액을 공급하는 나선 동맥의 변성
- 자간전증, 자간증
- 양수과다증에서 파막 시 갑작스런 양수 소실

㉢ 증상
- 잦은 자궁수축과 자궁긴장항진
- 지속적 복통과 자궁압통에서 둔한 통증, 산통으로의 변화
- 태아 질식 또는 사망
- 암적색 질 출혈

| 27 | 과목 | 모성(여성)간호학 | 난이도 | ●○○ | 정답 | ① |

②⑤ 태아만출기
③ 태반기
④ 회복기

> **PLUS TIP** 분만 단계
> ㉠ 개대기(분만 제1기) : 경관개대, 경부거상, 경부개대
> ㉡ 태아만출기(분만 제2기) : 팽륜, 배림&발로
> ㉢ 태반기(분만 제3기) : 태반박리
> ㉣ 회복기(분만 제4기) : 자궁수축과 견축

| 28 | 과목 | 모성(여성)간호학 | 난이도 | ●○○ | 정답 | ② |

② 단백뇨 2+, 두통, 상복부 통증, 시야 흐림 등으로 중증 전자간증을 의심할 수 있다. 환경적 자극을 최소화하여 경련을 예방한다.
① 옥시토신은 자궁수축을 유도하여 태아에게 스트레스를 가중시킬 수 있다.
③ 중증 전자간증 환자는 체액 과부하와 폐부종 위험이 있으므로 수분 섭취를 제한한다.
④ 좌측 와위를 통해 경련 발생 시 흡인 위험을 줄인다.
⑤ 중증 전자간증 또는 자간증 예방과 치료의 1차 약제는 황산마그네슘이며, 벤조디아제핀은 2차 약제로 고려된다.

| 29 | 과목 | 모성(여성)간호학 | 난이도 | ●●○ | 정답 | ④ |

① demerol은 통증이 있을 시에만 투여한다. 태아 호흡중추 억압 가능성이 있기 때문에 투여에 신중한다.
② 보통 IIOC가 있는 산모에게 ergot를 투여한다.
③ 분만 시에는 짧은 흉식 호흡을 한다.
⑤ 자궁파열 및 태아 손상 위험이 있으므로 산모의 복부를 압박하지 않는다.

| 30 | 과목 | 모성(여성)간호학 | 난이도 | ●○○ | 정답 | ④ |

④ 제왕절개의 경우 자궁수축제 투여로 인해 오로의 양이 더 적다.
① 산후 3일 동안 적색오로가 나온다.
② 자궁퇴축이 늦은 비수유부가 오로의 양이 더 많다.
③ 초산부의 경우 자궁퇴축이 더 잘 일어나 오로의 양이 더 적다.
⑤ 오로의 악취는 산후 감염성 질환의 징후이다.

| 31 | 과목 | 아동간호학 | 난이도 | ●○○ | 정답 | ③ |

③ kawasaki disease는 80%가 5세 미만 아동에게서 발생하는 원인불명의 급성 전신성 혈관염이다. 5일 이상의 발열과 함께 임상기준 5가지 중 4가지를 동반한다.

PLUS TIP kawasaki disease 증상

㉠ 사지말단 변화 : 손바닥 – 발바닥 홍반, 손톱 – 발톱 주위 상피박리, 급성말초부종
㉡ 삼출물이 동반되지 않는 양쪽 눈 결막충혈
㉢ 입술 홍반과 딸기 혀로 구강 점막 변화
㉣ 경부림프선 종창
㉤ 여러 유형 발진

| 32 | 과목 | 아동간호학 | 난이도 | ●○○ | 정답 | ⑤ |

① 변비
② 수유 저하
③ 서맥
④ 천문 확장

PLUS TIP 선천성 갑상샘기능저하증

㉠ 선천적 갑상샘 형성부전으로 인해 기능이 저하되어 있는 상태이다.
㉡ 미숙아는 시상하부와 뇌하수체 미성숙으로 일시적으로 나타날 수 있다.
㉢ 수유 저하, 기면, 황달, 호흡곤란, 청색증, 변비, 천문 확장, 서맥, 목쉰 울음소리 증상이 나타난다.
㉣ 치료하지 않았을 경우 낮은 콧등, 좁은 이마, 큰 혀, 건조한 머리카락의 증상이 나타나고 골발육이 지연되면서 대천문이 열린다.
㉤ 신경계 발달 지연으로 정신지체를 유발해 지능저하가 유발되기도 한다.
㉥ 조기 발견과 치료 시작이 중요하다.
㉦ 갑상샘 호르몬을 평생 투여한다.
㉧ 빠른 치료 시작으로 정상적 성장이 가능하고 지능 발달도 정상일 수 있다.

| 33 | 과목 | 아동간호학 | 난이도 | ●●○ | 정답 | ④ |

④ 수두증 환아의 증상으로는 얇은 두개골과 두피 정맥의 확장, 부풀어 오르고 박동이 없는 대천문, macewen sign, 움푹 들어간 눈, 느린 동공반사, 보챔·기면, 들어 올리거나 흔들면 울고 눕히면 조용해지는 증상이 있다.

34 | 과목: 아동간호학 | 난이도: ●●○ | 정답: ②

② 통증완화를 위한 해열진통제를 투여한다.
① 활동을 줄이고 안정을 취할 수 있도록 하나 엄격한 제한은 필요하지 않다.
③ 단단하고 신 음식은 침샘자극으로 통증을 증가시키므로 제한한다.
④ 산소공급은 필요하지 않다.
⑤ 바이러스성 질환이므로 항생제는 효과가 없다.

PLUS TIP 유행성 이하선염
㉠ 종창이 시작된 전후 강한 전염력을 나타내므로 전염기간 동안 격리한다.
㉡ 종창이 가라앉을 때까지 활동을 줄이고 안정을 취한다.
㉢ 통증 조절과 열을 내리기 위해 진통제나 해열제를 투여한다.
㉣ 신 음식이나 단단한 음식은 통증을 증가시키므로 유동식을 제공한다.
㉤ 목에 온습포나 냉습포를 적용해 편안함을 제공한다.

35 | 과목: 아동간호학 | 난이도: ●○○ | 정답: ③

③ 자율성의 원리: 인간은 자신이 독립적으로 결정하고 행위할 수 있는 능력을 가지고 있다는 원칙이다. 아동간호에서는 환아의 이해와 결정 능력 부족으로 인해 윤리적 딜레마에 빠지게 된다.
① 선행의 원리: 상대방에게 이득을 주는 행위를 해야 한다는 원칙이다.
② 정의의 원리: 공정, 공평함에 입각하여 각자에게 각자의 몫을 돌려준다는 원칙이다.
④⑤ 무해성과 악행금지의 원리: 타인에게 의도적으로 해를 입힐 위험이 있는 행위를 하지 않아야 한다는 원칙이다.

36 | 과목: 아동간호학 | 난이도: ●○○ | 정답: ③

①②③⑤ 산류는 분만 시 압력으로 생긴 부종으로 서서히 흡수되어 사라지므로 특별한 처치가 필요하지 않다.
④ 두개골과 고막 사이 파열된 혈관의 혈액이 고인 것은 두혈종이다.

PLUS TIP 산류(caput succedaneum)
㉠ 분만 시 압력으로 인해 생기며 봉합선을 넘어 분포한다.
㉡ 두피와 골막 사이에 부종이 나타나고 서서히 흡수되어 사라진다.
㉢ 수일 내 서서히 흡수되어 사라지므로 특별한 처치는 하지 않는다.

| 37 | 과목 | 정신간호학 | 난이도 | ●○○ | 정답 | ① |

① 지문에서 설명하는 대상자는 양극성 장애를 겪고 있다. 양극성 장애 치료에 우선적으로 사용되는 약물은 리튬(lithium)이다. 리튬은 치료용량의 범위가 0.8 ~ 1.4mEq/L로 좁아 정기적인 검사로 용량조절에 유의한다.
② 독성증상 예방을 위해 적정량의 염분 및 수분 섭취가 중요하다.
③ 약물의 효과가 발현될 때까지 2 ~ 6주가량 소요된다.
④ 설사, 오심, 구토, 보행불능, 무기력, 기면 등은 리튬의 독성증상이며 해독제가 없으므로 해당 증상이 나타날 시 복용을 즉시 중단하고 배설을 촉진해야 한다.
⑤ 이뇨제 복용 시 리튬의 배설이 감소되어 혈중 리튬농도가 높아지고 중독 위험이 커진다.

| 38 | 과목 | 정신간호학 | 난이도 | ●○○ | 정답 | ④ |

① 판단을 하지 않고 비지시적으로 다가간다.
② 충분한 시간을 갖고 대상자의 수준을 고려하여 상담한다.
③ 대상자가 이해하기 쉬운 말로 설명한다.
⑤ 환자의 성적 가치관과 행위에 대해 판단이나 비판하지 않고 객관적인 태도를 유지한다.

| 39 | 과목 | 정신간호학 | 난이도 | ●○○ | 정답 | ③ |

③ 신경성 식욕부진증은 가정적 원인으로 과보호적이며 엄격한 부모가 아이의 건강을 지나치게 염려할 때 발병할 수 있다.

PLUS TIP 신경성 식욕부진증

㉠ 체중 증가에 대한 극심한 두려움과 살찌는 것에 대한 걱정, 증상에 대한 부정이 특징이다.
㉡ 가정에서 부모의 엄격함과 과한 관심도 원인 중에 하나이며 부모와의 관계에서 힘겨루기가 나타난다.
㉢ 부모의 간섭이 심해질수록 마음대로 하고자 하는 욕망도 커져 이런 경향이 일어난다.
㉣ 개인주의적, 강박적, 완벽주의적 여성 환자가 많다(환자의 90%는 여성).

| 40 | 과목 | 정신간호학 | 난이도 | ●○○ | 정답 | ⑤ |

⑤ 음주 중단 48 ~ 72시간 이후 금단 증상은 절정에 달하며, 빈맥, 진전, 불면, 불안, 공포, 발한, 오심, 구토, 환청, 환시, 혈압 상승 등의 증상이 나타난다.

PLUS TIP 알코올 의존증

㉠ 알코올 금단 증상
- 지속적 과음을 갑자기 중단할 때 발생한다.
- 항진증, 불안, 우울, 불면, 악몽 등의 증상이 나타난다.

㉡ 알코올 금단섬망
- 금단 증상의 심각한 상태이다.
- 음주 24 ~ 72시간 이후에 증상이 발생한다.
- 환청, 환각, 지리멸렬한 언어, 불면증, 의식혼미 등의 증상이 나타난다.

| 41 | 과목 | 정신간호학 | 난이도 | ●○○ | 정답 | ③ |

③ clozapine은 추체외로계 부작용 없이 효과를 나타내는 약물로 지연성 운동장애 증상을 감소시킨다. 하지만 무과립구증인 혈액계 부작용이 1 ~ 2%에서 나타날 수 있다. 약물을 복용하는 환자는 매주 혈액검사를 통해 WBC 수치를 주시하고, 혈액검사의 중요성을 교육하며, 무과립증이 있는 환자는 즉시 약물 복용을 중단해야 한다.

PLUS TIP 정형적 항정신병 약물의 부작용

㉠ 추체외로증상 : 정좌불능증, 운동장애, 근긴장곤란증
㉡ 자율신경계 부작용 : 시야장애, 소변정체, 입 마름, 기립성저혈압
㉢ 무과립구증 : WBC ≤ 3,500, ANC ≤ $1,000/mm^2$
㉣ 항정신병약물 악성 증후군 : 심한 EPS증상, 의식혼탁, 백혈구 증가증

42

| 과목 | 지역사회간호학 | 난이도 | ●○○ | 정답 | ② |

①③ 주민의 가정을 방문하여 면담하거나, 주민을 대상으로 설문지를 활용해 자료를 수집하는 것은 설문지 조사 방법이다.
④ 지역 지도자와 면담하여 자료를 수집하는 것은 정보원 면담 방법이다.
⑤ 참여관찰은 정성적 자료를 얻기 위해 주로 사용된다.

PLUS TIP 자료수집 방법

㉠ 기존자료 조사 : 통계자료, 보고서, 논문자료 등을 이용한 간접적 정보수집 방법이다.
㉡ 차창 밖 조사 : 지역사회를 두루 살피기 위해 직접 걷거나 자동차를 이용하는 방법이다.
㉢ 정보원 면담 : 지역사회 지도자와 면담하여 자료를 수집하는 방법이다.
㉣ 참여관찰 : 지역사회 행사, 의식 등에 참여하여 직접 관찰하는 방법이다.
㉤ 설문지 조사 : 지역사회 주민의 가정을 방문하여 면담하거나 질문지를 활용하여 자료를 수집하는 방법이다.

43

| 과목 | 지역사회간호학 | 난이도 | ●●○ | 정답 | ⑤ |

⑤ BPRS 척도는 간호진단의 우선순위 판단을 위한 척도이다. 척도의 기준은 A(문제의 크기), B(문제의 심각도), C(사업의 추정효과)를 (A + 2B) × C로 점수화하여 크기를 비교한 후 우선순위를 부여한다.

44

| 과목 | 지역사회간호학 | 난이도 | ●○○ | 정답 | ④ |

④ 변화촉진자 : 변화를 일으켜 솔선하며 시도하는 사람으로 변화의 수행을 돕고 동기부여에 조력한다.
① 옹호자 : 대상자의 요구를 사정하고 적합한 방법을 규명한다.
② 교육자 : 지식을 제공하고 질병에 대한 인식 제고를 돕는다.
③ 협력자 : 다른 보건의료 인력들과 업무를 협력적으로 추진한다.
⑤ 연구자 : 지역사회 건강문제에 관한 자료를 수집하고 분석하여 평가한다.

45

| 과목 | 지역사회간호학 | 난이도 | ●●○ | 정답 | ③ |

③ 이산화탄소는 실내 공기오염의 지표로 사용된다. 위생학적 허용 기준은 0.1%이다.

46 | 과목 간호관리학 | 난이도 ●●○ | 정답 ①

① 포괄수가제 : 병에 따라 발생하는 의료비를 미리 정해진 금액으로 지불하는 제도이다.
② 행위별수가제 : 진료 시 진찰 및 검사, 처치, 입원료 등 따로 가격을 책정하여 합산하는 제도이다.
③ 간호관리료차등제 : 간호인력 확보수준에 따른 기본진료료 중 입원료를 차등하여 지급하는 것이다.
④ 상대가치수가제 : 상대가치 요소가 포함된 개념으로 여러 요소들을 고려하여 행위별로 상대가치 점수를 환산하여 지불하는 방법이다.
⑤ 인두제 : 질병이나 진료 횟수와 관계없이 등록된 환자 수에 따라 고정된 금액을 지불하는 방법이다.

47 | 과목 간호관리학 | 난이도 ●○○ | 정답 ⑤

⑤ 자아실현의 욕구 : 인생 후반부에 극소수만이 도달할 수 있는 가장 높은 수준의 욕구로 자신의 잠재력과 능력을 인식하고 충족하는 발달의 마지막 단계이다.
① 생리적 욕구 : 유기체의 생존 및 유지에 필요한 가장 강력하고 기본적인 욕구이다.
② 안전의 욕구 : 위협으로부터의 보호 및 질서, 공포와 불안으로부터의 자유가 요구된다.
③ 소속과 애정의 욕구 : 다른 사람과의 친밀한 관계에 대한 욕구이다.
④ 존경의 욕구 : 소속감이 충족된 후 타인으로부터 인정받고자 하는 욕구이다.

48 | 과목 간호관리학 | 난이도 ●○○ | 정답 ①

① 후광 효과 : 어느 한 평가요소에 대한 긍정적인 판단이 다른 평가요소에도 영향을 미치는 것이다.
② 혼 효과 : 후광 효과와 반대로 어느 한 평가요소에서의 부정적인 판단이 다른 평가요소에도 부정적 영향을 미치는 것을 말한다.
③ 시간적 오류 : 전체 평가대상이 되는 기간 중 평가 직전에 있었던 문제나 사건들이 평과결과에 영향을 미치는 것을 의미한다.
④ 근접 오류 : 시간적으로 근접한 평가의 결과들이 비슷하게 도출되는 것을 의미한다.
⑤ 중심화 경향 : 관리자의 평가점수가 모두 중간치에 집중되어 변별력이 드러나지 않는 것을 의미한다.

| 49 | 과목 | 간호관리학 | 난이도 | ●○○ | 정답 | ① |

① 혼돈된 상황에 질서를 부여하여 구성원의 행위가 예측 가능하도록 만드는 과정이 조직이다.
② 조직 목적달성을 위한 인력자원을 계획하는 것은 인사이다.
③ 목표달성을 위한 계획이 잘 이루어지는지 확인하는 단계는 통제이다.
④ 목표 달성을 위해 일정한 규칙을 제정하는 것은 기획이다.
⑤ 조직의 목표에 따라 구성원들이 활동하도록 관리자가 영향력을 행사하는 것은 지휘이다.

| 50 | 과목 | 간호관리학 | 난이도 | ●○○ | 정답 | ③ |

③ 징계 등과 같이 벌을 줄 수 있는 능력에 기인한 권력은 강압적 권력이다.

PLUS TIP 권력의 종류

㉠ 개인적 권력
- 준거적 권력 : 개인이 가지고 있는 특별한 자질에 기인한 권력
- 전문적 권력 : 높은 지식이나 기술, 전문성 등에 기반을 둔 권력
- 정보적 권력 : 유용한 정보를 소유하거나 쉽게 접근 가능하다고 생각하는 것에 기인한 권력
- 연결적 권력 : 영향력이 있는 인물과 연결될 수 있다고 생각하는 것에 기인한 권력

㉡ 조직적 권력
- 보상적 권력 : 권력 행사자가 다른 이에게 보상을 제공할 수 있는 능력에 기인한 권력
- 합법적 권력 : 공식 지위가 높을수록 강한 성격을 갖는 지위에 바탕을 둔 권력
- 강압적 권력 : 징계 등과 같이 벌을 줄 수 있는 능력에 기인한 권력

충남대학교병원

실력평가 모의고사

충남대학교병원

실력평가 모의고사

성명:

충남대학교병원

실력평가 모의고사

충남대학교병원

실력평가 모의고사

성명

생년월일

충남대학교병원

실력평가 모의고사